がん体験者との対話から始まる就労支援

看護師とがん相談支援センターの事例から

小迫冨美恵・清水奈緒美 [編]

神奈川県がん診療連携協議会相談支援部会
就労支援ワーキンググループ [協力]

日本看護協会出版会

執筆者一覧

[編集]
小迫冨美恵　　横浜市立市民病院　がん専門相談員／がん看護専門看護師
清水奈緒美　　神奈川県立がんセンター　がん専門相談員／がん看護専門看護師

[協力]
神奈川県がん診療連携協議会相談支援部会 就労支援ワーキンググループ

[執筆者（五十音順）]
石崎智子　　　横浜市立市民病院　がん化学療法看護認定看護師
石原洋子　　　けいゆう病院　がん専門相談員／医療ソーシャルワーカー
伊勢啓一　　　東海大学医学部付属病院　がん専門相談員／医療ソーシャルワーカー
勝呂加奈子　　神奈川県立がんセンター　がん専門相談員／がん看護専門看護師
倉戸みどり　　関東労災病院　がん専門相談員／看護師
小迫冨美恵　　前掲
近藤まゆみ　　北里大学病院　がん専門相談員／がん看護専門看護師
佐藤綾乃　　　神奈川県立がんセンター　医療ソーシャルワーカー
佐野紀子　　　神奈川県立がんセンター　がん専門相談員／医療ソーシャルワーカー
嶋中ますみ　　済生会横浜市南部病院　がん看護専門看護師
清水奈緒美　　前掲
シュワルツ史子　神奈川県立がんセンター　がん看護専門看護師
杉浦貴子　　　聖マリアンナ医科大学病院　がん専門相談員／医療ソーシャルワーカー
セホ佳子　　　けいゆう病院　がん専門相談員／看護師
竹之内直子　　神奈川県立こども医療センター　小児がん相談員／小児看護専門看護師
蓼沼朝子　　　横浜市立市民病院　がん専門相談員／緩和ケア認定看護師
田部井一世　　けいゆう病院　がん専門相談員／乳がん看護認定看護師
堂園幸子　　　東海大学医学部付属病院　がん専門相談員／がん看護専門看護師
橋本久美子　　聖路加国際病院　がん専門相談員／看護師
前田景子　　　北里大学病院　がん専門相談員／医療ソーシャルワーカー
松岡弓子　　　横浜市立市民病院　がん性疼痛看護認定看護師

発刊によせて

　就労支援とは、看護師にできることなのでしょうか——。ほとんどの人は自分の部署の仕事ではないと思うでしょう。経済的な不安や仕事を休む際の調整については、相談部門ではソーシャルワーカーの助けを得て行うこともある、といったイメージだと思います。

　がん体験者の相談ニーズとして、就労の問題は優先順位が高く、2012年の第2期がん対策推進基本計画では「がんになっても安心して暮らせる社会の構築」が目標になり、働く世代へのがん対策が重点課題に取り上げられるまでになりました。

　当時は、がん相談支援センターといえど、「就労の相談」の実績は年間わずか数件であり、本当に対応するニーズがあるのか、という状況でした。後に実感していったところですが、これは、院内の職員はもとより、将来的には他機関や事業所との連携を必要とする大きな課題なのです。

　その後学会やがん相談員研修などで、就労支援の情報共有が始まり、さまざまな方と話すうちに、看護師ががん患者の就労支援に貢献できることは何かを言語化しておくことが、「がんになっても安心して暮らせる社会の構築」の一端を担う看護実践の意味の再発見につながるのではないかと思い始めました。

　すでにピアサポートや、NPO法人の電話相談・就労支援などがあり、厚生労働省では、ハローワーク職員とがん診療連携拠点病院との連携の可能性について模索し、2013年にモデル事業の予算化が行われました。神奈川県労働局でもハローワークとがん診療連携拠点病院との連携モデル事業を開始することになり、編者の所属施設でもある、横浜市立市民病院のがん相談支援センターで出張相談が始まり、次いで、神奈川県立がんセンターでも開始となりました。これらの実践を通して、事例を蓄積し、今後

の就労支援の課題を明らかにし、アクションリサーチとして就労支援のスキルを創造していくことになりました。この事業は、その後全国12カ所に広がり、厚生労働省「がん患者・経験者の就労支援のあり方に関する検討会報告書」（2014年8月）の中にまとめられています。

　神奈川県がん診療連携協議会相談支援部会では、2014年からがん相談支援センターの相談員の研修体制を整え、就労支援についてワーキンググループ（WG）を立ち上げていました。ハローワーク職員や社会保険労務士による相談事業、病院と他機関の就労支援連携のモデルが固まったのは2015年です。そこでWGでは、各拠点病院の相談員が対応していた就労支援事例や連携事業の報告を基に、事例集の案を作成していました。就労支援に取り組む必要性はわかってきたものの、実際にどのようにすればよいのか、これから取り組もうとしている相談員の就労支援の立ち上げのヒントになるのではないかと思ったからです。

　一方、事例には各相談者の特別な事情が含まれているがゆえに、活用にあたっては懸念がありました。そのような中、日本看護協会出版会の方に編集上の助言をいただき、今回、県内相談員に限らず、就労支援にかかわるより多くの方、特に看護師に向けた書籍としてまとめるに至りました。

　本書では、「がんと就労」の問題を看護実践の中に位置づけることができるよう、日常の看護の中に実は就労支援のニーズがあることに、1人ひとりの看護師が感度を高くして気づいていくことを第一歩と考えています。そのためには、医療者の関心を高めるだけでなく、患者さん自身がこうした問題を医療者と積極的に話すことが必要であり、そうして初めて具体的に自分たちの暮らしぶりとがんの療養との両立を考えていけるのではないか──。こんな思いから、タイトルは『がん体験者との対話から始まる就労支援』になりました。

　具体的な就労支援は、がん相談支援センターのみで行うのではなく、治療・療養の時期を問わず、職種間で連携をはかり、必要な人が就労相談につながることが大切だと考えます。今回は、特に看護師とがん相談支援センターのつながりを意識して就労支援に必要な視点を解説しています。相

談事例では、具体的な支援のパターンを見ていただきたいと思います。ただし、これはがん種の違いや年齢層、地域性、職業の特性を網羅したものではありませんし、まだまだ多様な就労支援があるはずです。これから全国規模で広がっていくであろうがん患者の就労支援によって、もっと明らかにされることが増えていくでしょう。

　本書は、就労支援を始めるにあたっての手引きとして手軽に参照できるように、このサイズにしました。ぜひ、普段の実践のヒントにしていただき、ご意見をいただければと思います。

　本書の出版については、神奈川県がん診療連携協議会相談支援部会のメンバーをはじめ、日本看護協会出版会の桜木涼子さん、自由工房の小松富美子さんのご協力によるところが大きく、短期間にもかかわらず、刊行が実現しました。ここに深く感謝いたします。

2017年1月
編者を代表して　　小迫 富美恵

目次

執筆者一覧 …………………………………………………………………………… ii
発刊によせて ………………………………………………………………………… iii

序章　がん体験者の語りと就労支援のつながり
　　1．がん相談支援センターにおける患者との対話 ……………………………… 2
　　2．就労相談のニードにアンテナを高くし、治療と仕事の調整を支援する … 4
　　3．患者自身が意向を表出し行動することを支援する ………………………… 6
　　4．法規・制度を知る ……………………………………………………………… 7
　　5．労働の専門家との協働を視野に入れてかかわる …………………………… 8
　　6．患者の語りから就労支援は始まる …………………………………………… 8

1章　がん体験者の就労支援の現状
　　1．がん患者の就労をめぐる国の動向とがん診療連携拠点病院の
　　　　相談支援体制 …………………………………………………………………… 10
　　2．就労支援の現状からみえるもの ……………………………………………… 12

2章　看護師に求められる就労支援とは
　　1．看護とがん患者の就労（仕事） ……………………………………………… 23
　　2．患者にとってのがんと仕事 …………………………………………………… 24
　　3．就労支援につながる看護ケア ………………………………………………… 25

3章　就労支援に必要な知識
　　1．労働にまつわる法律（労働法） ……………………………………………… 36
　　2．お金や医療保険にまつわる制度 ……………………………………………… 41
　　3．さまざまな相談窓口 …………………………………………………………… 44

4章　がん相談支援センターの就労相談と連携
　　Ⅰ　がん相談支援センターにおける就労相談 …………………………………… 46
　　　　1．がん相談支援センターとは ……………………………………………… 46

2．相談の実際 …………………………………………………………… 48
　　3．外部との調整、他職種・部門との連携 ……………………………… 50
　Ⅱ　職場との連携のこれから …………………………………………………… 54
　　1．治療と仕事の両立への支援に向けた連携のあり方 ………………… 54
　　2．支援の実際のポイント ………………………………………………… 55
　　3．治療時期に応じた連携のあり方 ……………………………………… 56

5章　がんの局面ごとの支援のポイント

　Ⅰ　がんサバイバーシップと就労支援 ………………………………………… 70
　　1．がんサバイバーシップからみた就労支援 …………………………… 70
　　2．がんサバイバーのセルフアドボカシーと就労支援 ………………… 71
　　3．がんサバイバーシップの時期別にみた就労支援 …………………… 74
　Ⅱ　診断時の支援 ………………………………………………………………… 81
　　1．がん診断時の苦痛の特徴と意思決定の難しさ ……………………… 81
　　2．がん診断時の支援の仕組みづくり …………………………………… 82
　　3．診断時の支援の効果 …………………………………………………… 85
　　4．診断時からの支援の可能性 …………………………………………… 85
　Ⅲ　治療期の支援：化学療法（外来化学療法室） …………………………… 87
　　1．治療期の就労支援のポイント ………………………………………… 87
　　2．がんの部位による化学療法の特徴 …………………………………… 88
　　3．就労支援におけるセルフケア支援 …………………………………… 94
　Ⅳ　治療期の支援：放射線療法（放射線治療室） …………………………… 99
　　1．がんの部位による特徴 ………………………………………………… 100
　　2．放射線治療を受ける患者の就労支援 ………………………………… 102
　Ⅴ　治療期の支援：手術療法 …………………………………………………… 105
　　1．手術を受ける患者の周手術期管理の重要性 ………………………… 105
　　2．手術により生じた変容への支援 ……………………………………… 107
　　3．各機能障害に対する主な支援 ………………………………………… 109
　　4．就労支援に向けたポイント …………………………………………… 111
　Ⅵ　治療期の支援：緩和ケア …………………………………………………… 113
　　1．診断直後の緩和ケアの視点からの就労支援 ………………………… 113
　　2．がんの病期による緩和ケアの視点からの就労支援 ………………… 114
　　3．セルフケア支援 ………………………………………………………… 114

6章　小児がん経験者の就労支援

1. 小児がん経験者が直面する就労の課題 …………………………………… 118
2. 小児がん経験者の就労支援のあり方 ……………………………………… 121

7章　事例からみる　がん体験者の就労支援

CASE 1　「病名告知時」の仕事への支援
　　　　　混乱に寄り添い情報を整理する …………………………………… 126

CASE 2　「化学療法開始時」における仕事の検討
　　　　　抗がん剤治療による仕事への影響が心配 ………………………… 129

CASE 3　「化学療法」における仕事の検討
　　　　　早まった退職判断を再検討して復職 ……………………………… 133

CASE 4　「手術（人工肛門造設）」と仕事
　　　　　家業は続けられるでしょうか？ …………………………………… 136

CASE 5　「化学療法の副作用（脱毛）」と仕事
　　　　　接客が心配です ………………………………………………………… 140

CASE 6　「術後の後遺症（頻回な排便）」と仕事
　　　　　ハローワーク（就職支援ナビゲーター）を活用して復職を目指す …… 143

CASE 7　「不当な退職勧告」への支援
　　　　　治療を頑張ってきたのに無理ではないかと言われて …………… 146

CASE 8　エンド・オブ・ライフにおける仕事
　　　　　最期まで仕事を続け、生きがいとやりがいを持ち続ける ……… 150

CASE 9　「病状の進行」と仕事
　　　　　就労継続のために社会保険労務士相談を活用 ………………… 154

CASE 10　「化学療法の副作用（手足症候群）」と仕事
　　　　　強い副作用があるが、仕事を続けていきたい ………………… 157

CASE 11　「小児がん治療後」と仕事
　　　　　晩期合併症があっても働きたい …………………………………… 160

巻末資料 …………………………………………………………………………… 165

①就労支援シート／②がん就労支援　情報収集シート／③社会保険労務士相談希望票／
④社会保険労務士出張相談連絡票／⑤社会保険労務士出張相談記録シート／
⑥厚生労働省「事業場における治療と職業生活の両立支援のためのガイドライン」（概要）

＊本書に掲載した事例はすべて、個人が特定できないよう改変を行っております。

がん体験者の語りと就労支援のつながり

序章

1．がん相談支援センターにおける患者との対話

　第2期がん対策推進基本計画（2012年6月）で、「働く世代や小児へのがん対策の充実」が重点課題の1つに取り上げられ、「就労に関する問題への対応」が必要と明記された。これを受けて、がん診療連携拠点病院の指定要件（「がん診療連携拠点病院の整備について」厚生労働省健康局長通知 平成26年1月10日）の中で、がん相談支援センターで就労相談に対応すべきことが記され、支援の中心的役割が期待されることになった。病院という医療の場で、就労支援を重点的に行おうという取り組みは、これまでになく、がん相談支援センターでは社会保険労務士やハローワークとも協働をはかりながら、「就労支援」を模索してきている（→1章「がん体験者の就労支援の現状」）。

　一方、「就労支援」をあらためて捉えてみると、がん相談支援センターだけでなく、外来や病棟のさまざまな場で支援が提供されており、それがいかに重要か気づく。

　そのため、この書は、がん相談支援センターの相談員（がん相談員）と、外来や病棟で勤務する看護師の双方に役立つことを目的に作成された。

　本章では、がん相談支援センターでの就労支援の1例を挙げる。その支援を解説することによって、1章以降の導入としたい。解説では、関連した記述の章をカッコ書きで記しているので、併せて参考にしていただきたい。

CASE ●

　Aさんという40歳代の女性が、がん相談支援センターに「手術のことで聞きたいことがある」と来室され、がん相談員（看護師）が相談室で相談対応した。

　「子宮頸がんの診断で、円錐切除をすることになった。円錐切除をした結果、さらに子宮を切除する必要があれば、再度手術をすることにしようと主治医から言われた。自分自身も、可能なら小さな手術で済ませたいし、子宮を残したい気持ちもあるので、その方針は納得している。入院期間はそれぞれどのくらいなのか、早めに知りたいと思って立ち

寄った」と言われた。

　相談員がそれぞれの入院期間の目安を伝え、加えて、円錐切除の後には、自宅で約3週間から4週間静養していただくようにしているようだと情報を伝えると、表情が急にこわばり、「そんなに長い期間なんですか」と言われた。

　「お仕事のことですか？」と声をかけると、「そうなんです」と、困った様子で、考え込むように黙ってしまった。相談員が問いをはさみながら話を聴くと、次のようなことが語られた。

「活用できる休みは年休と療養休暇があり、実際には2カ月でも3カ月でも仕事を休むことはできる。しかし、このご時勢では長く休めば休むほど、次年度以降に仕事が続けられるかわからないという危機感がある。会社は収益を上げなければならず、そう甘くない」

「自分は事務の仕事が長く、何か技術があるわけではない。退職しなければならなくなったら、今のような収入で、次の仕事に就くことは難しいと思う」

「以前勤めていた会社が倒産して、今の会社に就職した。世の中の厳しさは知っている」

「幸い、病気は早期のがんで、手術で治せるだろうと言われ、手術の後は自分が頑張って仕事に出ればいいと思っていた。円錐切除で約4週間、その後に子宮切除の手術となれば、さらに4週間程度仕事を休むことになりそうだ。最大約2カ月もの休み……。これは想定外だった」

「それならいっそ、円錐切除をせずに子宮をとってもらうしかないのだろうか……」

　相談員は「医師が自宅療養を勧めるのには必ず理由がある。まず、その理由を確認しましょう。仮に自宅で静養する期間を短くして仕事に出たら、何か問題が起こるのか。問題があるとすれば、今後の健康を損なうような種類の問題なのか。または、問題が起こったときに、対処する方法を理解していて、行動できればいいことなのか、情報を得ましょう」と提案した。

「そうですね。早く復帰したら回復が遅くなる、というくらいのことなら、

頑張ればいいだけなのかもしれないし……多少のリスクは仕方がない。覚悟もしています」
「もし、その後に健康を損なうようなリスクがあるのなら、それはそれで、よくわかって治療を決めていかなればなりませんしね」と、語られた。
　主治医に自分で聞けそうかと尋ねると、「次回外来で手術について詳しい説明を聞くことになっているので、自分から聞いてみます、大丈夫です」と言われた。
　数日後、Aさんは、外来の後に「先生から話をよく聞けました」と来室された。
「円錐切除の後に、自宅で静養するよう指示があるのは、手術後しばらくしてから出血することがあり、出血すると急に多くの血液が流れ出てくるので、外出中や仕事中にそのような事態に陥ると困るだろうから、という先生の配慮でした」
「自分の気持ちを先生に伝えたところ、『もし、出血したら、あて物をしてすぐにタクシーで病院に駆けつけるつもりなら、それでもいいですよ』と医師は言ってくれました。
　安心できました。
　急にそんなことが起きたら職場の人もびっくりするだろうから、あらかじめ話しておくようにしようとも思いました。女性ばかりの職場なので、助けてくれそうな気もするし、対応できそうだと思います」と、Aさんは曇りが晴れた表情で帰られた。

　このケースでどのような就労支援がなされたのか、過程を詳しく見てみよう。

2. 就労相談のニードにアンテナを高くし、治療と仕事の調整を支援する

　Aさんが最初に相談してきたことは、「入院期間」についてであった。就労相談では、治療に関連した気がかりや経済的な問題への不安などが、初めに表出されることが多い。そのため、仕事上の問題があるのではない

かと、アンテナを高くしていることが必要である。このケースも仕事について見通しを立てたくて、情報を得ようとしていることを察した相談員が自宅静養の期間まで説明し、「仕事のことですか？」と具体的に触れていったことで、就労相談のニーズが明らかになっていった。

　この相談の対話を読まれた皆さんは、Aさん自身が「早期の子宮頸がんであること」「今回は円錐切除の予定だが、手術の結果、腫瘍細胞が残る可能性があれば子宮切除をする予定であること」「この治療が完治を目指したものであること」をよく理解していることに気づいただろう。また、職場の就業規則もよく把握しており、療養休暇が取得可能であることも了解していたことにも気づいたと思う。このように、患者自身が病状や治療について、取得可能な休暇について、どのように理解しているかを把握する視点は、支援の上で重要だ。

　そして、Aさんがどうありたいと願っているのか、その理由は何かを聞いていくことで、Aさん自身が価値を置いていることやその背景を知ることができた。かつて勤務していた会社が倒産した経験が背景となって、Aさんは「会社は収益を上げなければならない」「長期に休暇を取ることで就労継続がかなわなくなる恐れがある」と考え、できるだけ長期休暇を取らないで治療を受けることを強く願っていた。Aさんにとって、これまで同様に生活し続けていくためには、現在の仕事を継続していくことが重要だったからである。

　相談員はこの問題に対して、「治療法の変更を考える前に、早く復帰した場合の身体への影響について、医師に具体的に聞いてみよう」と提案した。言い換えれば、医師の提案している治療計画に対して、どこまで変更が可能なのかを確認しようということである。治療を安全に行うためには、変更が利かない範囲もあり、その場合には理由をよく理解することが納得した意思決定につながる。

　ここで行われた支援をまとめてみると、次のようになる。

①就労相談のニーズをキャッチするようアンテナを高くする。
②患者自身が理解している医療情報や取得可能な休暇の情報を確認する。

③本人の価値観や仕事の意味を捉え、就労の点でどのような課題があるのか見いだす。
④医師の提案する治療計画に対して、どこまで変更が可能か確認することを提案する。

　このように出会った場面の中で就労相談のニーズをつかみ、提示された治療計画について、「治療と仕事の両立のスケジュール」「入院期間や休みの期間どり」など、患者自身が"時間"の見積もりができるように支援していくことは重要で、相談員だけでなく、多くの看護師が実践可能な就労支援である（→２章「看護師に求められる就労支援とは」）。

3．患者自身が意向を表出し行動することを支援する

　介入の方法について、もう少し詳しく見てみよう。
　相談員は、「医師が自宅療養をすすめる理由を確認しよう」と提案することによって介入した。安全に治療を行うために長期休暇が避けられないのであれば、円錐切除をせずに子宮摘出に踏み切ることについて納得して検討できるであろうし、対処できる問題ならば、その対処法を知ることで問題なく就業できる可能性もあるからだ。
　Ａさんは、医師に直接尋ねることによって、推奨された休暇の意味を「出血すると急に多くの血液が流れ出てくるので、外出中や仕事中にそのような事態に陥ると困るだろうから」という医師の配慮によるものだったことを知ることができた。そして、自身の意向を表明して、早期職場復帰へと治療計画の変更の合意を取り付けた。
　面談が終わって、曇りが晴れたような表情でＡさんは帰られたが、ここには、問題の解決の道筋がはっきりしたということだけでなく、コミュニケーションにより医師といっそう良好な関係ができたこと、自身の力で交渉でき、必要としていた情報を得ることができたこと、意思決定できたことから湧き上がるものがあったように見える。
　就労支援では、患者ががんサバイバーとして力強く生き抜いていくために、セルフアドボカシーを発揮できるような支援が必要だ。セルフアドボ

図　患者の就労支援にかかわる人々と関係する事柄

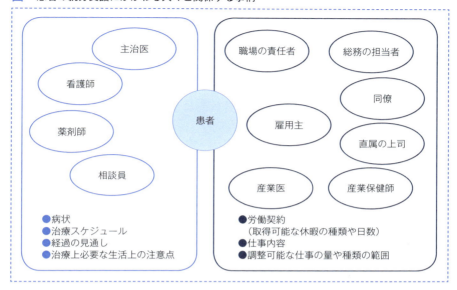

カシーとは、がんという窮地に立たされた人が、困難な状況にあっても自己のコントロール感を取り戻し、病気や治療と正面から向き合う姿勢や力である。これを支える基本技能には「情報探究」「コミュニケーション」「意思決定」があるといわれる（→5章「がんの局面ごとの支援のポイント」）。

　Aさんは、まさにセルフアドボカシーの力を発揮して課題を解決できたケースであり、がんサバイバーとして生き抜く力をさらに高めることができたケースであったろう。

4．法規・制度を知る

　支援を展開するにあたっては、医療者が労働契約や関連の制度について基礎的な知識を持っておくことが必要である。基盤となる知識を持っていることで、状況をより理解することができる。

　例えば、休暇について考えてみよう。

　雇用主と労働者は、労働条件で合意し、労働契約に至っている。労働者は会社と契約した労働を提供し、その対価として賃金を受け取る。この契約で療養休暇が認められていれば、有給休暇（年休）以外に病気療養休暇

の取得が可能であり、それがなければ有給休暇の範囲でしか休暇を取得することができないということになる。このようなことがわかると、その人が、休暇を何日取得可能なのかは、個々の契約内容によることがあらためてよく理解できる。

　また、事業者は法律により労働者に対して安全衛生確保の責任があると定められており、危険防止のために具体的な策を講じるよう求められている（→3章「就労支援に必要な知識」）。

5．労働の専門家との協働を視野に入れてかかわる

　就労支援には、前頁の図に示すように、多くの関係者が存在する。職場の関係者の中で支援の鍵を握る人は、組織によって、個人によって、事情が異なるだろう。そのため、社会保険労務士の相談の活用の要否を視野に入れておくことは重要だ。また、職業を変えることや新たに職を得ることについて検討が必要な場合には、ハローワークの相談があることも踏まえておく必要がある（→4章「がん相談支援センターの就労相談と連携」）。

6．患者の語りから就労支援は始まる

　がん患者の就労支援は、患者ががん治療と両立させて「どのように働きたいか」「実際どのように働けるか」を、患者自身がイメージすることを助け、就労を阻む問題の解決を支援し、仕事に関連する意思決定を支える過程である。

　それは、患者の仕事の内容や職場の環境、患者自身がどのようなことに価値を置いているのか、患者は病気や治療、必要なセルフケアをどのように理解し受け止めているかなどを知ることから始まる。病院で医療者が支援する場面では、医療者は患者の語りによってそれらを知る。医療者に語ることで、患者は自身の考えを明らかにし、状況を整理する側面もある。（→6章「小児がん経験者の就労支援」、7章「事例からみる　がん体験者の就労支援」）

　就労支援は、がん体験者の語りから始まる。

（清水奈緒美）

がん体験者の就労支援の現状

1章

1．がん患者の就労をめぐる国の動向とがん診療連携拠点病院の相談支援体制

　がん患者の就労状況について「平成22年国民生活基礎調査」に基づく推計では、仕事を持ちながらがんで通院している者が、男性は14.4万人、女性は18.1万人とされる（図1-1）[1]。同年の国立がん研究センターによるがん罹患者数の推計は80.5万人であるため、がん罹患者の4割近くが仕事を持ちながら通院している。年齢別に見るとがん罹患者数の多い年代は、男性が50代から70代で女性は40代から60代が多い。就労世代の中でも働き盛りや、経験豊富で職場の責任あるポストに就いていたり、家庭では住宅ローンや子どもの教育費等の出費が嵩んだり、親の介護が必要になる世代である。

　日本の高齢化に伴い、がん罹患者、死亡者の今後の増加が予測されることで、国はがん患者が仕事を持ちながら必要な治療が受けられるように、がんと就労を社会的問題として捉え、その施策や研究を行い、国民の視点に立ったがん対策の推進をはかっている（表1-1）。

　2012年に見直された「第2期がん対策推進基本計画」では、重点的に取り組むべき課題に「働く世代や小児へのがん対策の充実」を挙げ、就労に関する問題への対応の取り組みの推進をはかり、全体目標に「がんになっても安心して暮らせる社会の構築」、分野別施策と個別目標に「がん患者の就労を含めた社会的問題のニーズや課題を明らかにし、職場の理解の促進や相談支援体制の充実」が加えられた。

　2012年度の厚生労働省委託事業の「治療と職業生活の両立等の支援手法の開発」では、企業における両立支援の取り組み状況を促進するためのヒアリングやセミナーを行い、また国立がん研究センター中央病院、聖路加国際病院、東京臨海病院の3つの医療機関に相談員や社会保険労務士等の就労支援コーディネーターが両立支援をする中で、支援や仕組みのあり方の検討が実施された。2013年度からは「長期にわたる治療等が必要な疾病を持つ休職者に対する就職支援モデル事業」（以下：長期療養者就職支援事業）として、全国5都県（東京、神奈川、静岡、兵庫、愛媛）のハロー

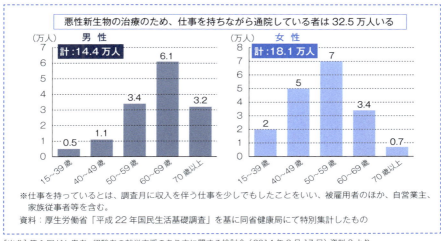

図 1-1　仕事を持ちながら悪性新生物で通院している人

※仕事を持っているとは、調査月に収入を伴う仕事を少しでもしたことをいい、被雇用者のほか、自営業主、家族従事者等を含む。
資料：厚生労働省「平成22年国民生活基礎調査」を基に同省健康局にて特別集計したもの

［出典］第1回がん患者・経験者の就労支援のあり方に関する検討会（2014年2月17日）資料3より

ワークとがん等の診療連携拠点病院等との連携において、求職者に対する就職支援が開始された。同年に「がん患者の就労に関する総合支援事業」としてがん診療連携拠点病院の相談支援センター等に就労に関する専門家の配置が望まれた。

　このような国の動きを受けて、神奈川県では神奈川労働局が2013年からハローワーク横浜に「長期療養職業相談窓口」を設置し、就職支援ナビゲーターをがん診療連携拠点病院に派遣し、がん、肝炎、糖尿病等の疾病により、長期にわたる治療を受けながら、生きがいや生活安定のために就職を希望する者を対象に就労支援モデル事業（2016年4月から本実施）を始めた。同年8月から横浜市立市民病院、2014年9月から神奈川県立がんセンター、2015年8月から北里大学病院に定期派遣が開始された。

　また、県では2013年3月に「神奈川県がん対策推進計画」を策定し、がん診療連携拠点病院等の相談支援の実施を位置づけ、同病院等への社会保険労務士の出張相談モデル事業を始めた。2014年10月から神奈川県立がんセンター、2015年7月から横浜市立市民病院、2015年8月から北里大学病院に定期派遣を開始するとともに、必要に応じて県内のその他のがん診療連携拠点病院等の臨時面談にも派遣している。

表 1-1　がん患者の就労問題への国の施策

施策・事業名	取り組み開始年月	内容
第2期がん対策推進基本計画	平成24年6月（2012）	重点的に取り組むべき課題に「働く世代や小児へのがん対策」、分野別施策では「がん患者の就労を含めた社会的な問題への対応」を追加。
治療と職業生活の両立の支援手法の開発	平成24年度（2012）	厚生労働省委託事業。両立支援の取り組み促進のために、企業に対してヒアリング、企業向けセミナーの実施、また、医療機関に対して相談員・就職支援コーディネーターによる両立支援を実施（東京の3医療機関が参加）。
がん患者の就労に関する総合支援事業	平成25年度（2013）	がん患者が抱える就労に関する問題をくみ上げ、就労に関する適切な情報提供と相談支援を行うことを目的とし、がん診療連携拠点病院の相談支援センター等に就労に関する専門家を配置する相談体制の整備。
長期にわたる治療等が必要な疾病をもつ休職者に対する就職支援モデル事業	平成25年度（2013）	全国5カ所のハローワークが、がん診療連携拠点病院と連携し、長期にわたる治療等で離職を余儀なくされた休職者に対し就職支援を実施。平成28年4月からハローワークが、がん診療連携拠点病院と連携して全国展開となる。
がん診療連携拠点病院の整備に関する指針（改定）	平成26年1月（2014）	がん相談支援センターの新たな業務として、就労相談の位置づけ。
がん患者・経験者の就労支援のあり方に関する検討会	平成26年2月（2014）	復職支援・就労継続のほか、新規就労の支援について検討。計5回開催し、同年8月に報告。
がん対策加速化プラン	平成27年12月（2015）	がん診療連携拠点病院の、仕事の継続を重視した相談支援実施。
事業場における治療と職業生活の両立支援のためのガイドライン	平成28年2月（2016）	企業の実施が望まれる各種支援により、治療と職業生活の両立できる環境整備のためのガイドライン。

2．就労支援の現状からみえるもの

1）各就労支援の内容

　ここでは、がん診療連携拠点病院の神奈川県立がんセンター（415床）の現状を示す。

　ハローワークの就職ナビゲーターによる出張相談では、求職活動の支援が主になる。支援を必要としているがん患者の治療状況は、治療中、治療後、経過観察中や治療による体力低下や副作用の出現等さまざまな状態があるため、症状、通院状況に配慮した求人情報の提供や調整が必要になる。また、治療のために離職した患者にとって、治療前のように働くことへの不安を抱えていれば、仕事復帰の不安解消のための支援を行う。ほかに多くの患者が心配する求人先の職場へのがん告知や、就職活動応募書類の作

成や面接の受け方へのアドバイス、また、仕事をしたい気持ちはあるがすぐに働けない患者には、職業訓練や就職支援セミナー等の紹介をすることで、働くことに前向きになれるような就職準備を支援している。

社会保険労務士は社会保険労務士法に基づく国家資格者であり、労働、年金、社会保険の問題の専門職である。企業や労働者の雇用、労働条件、労働保険、社会保険について対応している。社会保険労務士の出張相談は、仕事と治療の両立に向けた支援になる。職場へのがん告知の方法やタイミング、仕事内容によっては治療による体力低下や副作用で、仕事の継続が難しい場合の職場内異動による継続や、解雇への心配を考慮した労使交渉についてのアドバイスを行っている。また、休職等で収入が見込まれない場合に、生活を支える社会保障制度として傷病手当金、障害年金等の情報提供や申請方法、効果的な書類作成の方法についても支援を行っている。

2）就労支援におけるがん相談員の役割

２つの出張相談につなぐ前にがん相談員（以下；相談員）が事前面談を実施している。治療のために休みが取れずに仕事が続けられないといった相談でも、相談の背景にある、患者自身が相談員に言いにくい、あるいは患者自身が気づかない問題が隠されている場合がある。事前面談を通して、例えば治療の副作用や合併症で生活に支障が生じている場合は、その対策についての情報提供や、医師、看護師への橋渡しを調整し生活の支障を改善できるような対応をする。また、がんと診断されて、あるいはこれからの治療に対する精神的ストレスや不安を訴える場合は、支持的に話を聞き、混乱した状況を一緒に整理することも必要である。仕事ができないことで経済的な問題や生活課題について困っているのであれば、患者・家族の置かれている状況を把握し、利用できる制度の紹介や問題解決に向けての具体的なアドバイスを行い、必要に応じて行政機関や関係資源と調整をする。

就職の希望や仕事の継続についての相談であれば、仕事を継続するための課題を確認し、就労意欲を引き出すようなかかわりが求められる。就労支援の必要な相談をすぐに専門家につなぐのではなく、事前面談を行う中で、その必要性を確認した上で社会保険労務士やハローワークの就職ナビゲーターの専門家につなぐことが大切である。相談員は相談者である患者

表 1-2 神奈川県立がんセンターでの就労相談状況

ハローワーク出張相談（人）		社会保険労務士出張相談（人）	
2014年9月～2016年3月		2014年10月～2016年3月	
相談件数：49		相談件数：51	
性別	男：26　女：23	性別	男：28　女：23
患者の受療状況	外来：39　入院：5　他院：5	患者の受療状況	外来：36　入院：9　他院：6
治療状況	治療中：27	治療状況	治療中：37
	経過観察中：21		経過観察中：13
	その他：1		その他：1
就職者	14（常勤：2　パート：12）		

を全人的にアセスメントしさまざまな側面的支援を行い、次の一歩が踏み出せるようなかかわりが求められる。

3）就労相談件数（表 1-2）

　就労支援モデル事業では、患者が治療を受けている医療機関がどこであっても相談対応を実施している。モデル事業が始まってから2016年3月までの就労相談件数の内訳は、ハローワークの出張相談が49件、社会保険労務士の出張相談が51件であまり差は見られなかった。男女比は男性が少し多く、治療状況は外来通院中の患者の相談が多い。

　特に社会保険労務士の相談では、化学療法やホルモン療法中で、今後治療を続けながら仕事と両立していくことに問題を抱え相談につながる場合が多いことが件数に表れている。ハローワーク出張相談では2016年3月までに仕事に就けた患者は49人中14人だが、正規雇用が2人でパート雇用が12人になっている。就職者の中には治療で体力に自信がないため、短時間勤務から仕事を始めたいとパート勤務を希望する患者はいるものの、非正規雇用者の割合が年々増加している日本の雇用環境の中では、資格を持っていても正規雇用の採用は少ないことから、がん患者にとっていったん仕事をやめてしまうと再就職はますます厳しい状況にある。就労支援ではがんと診断されて、仕事と治療の両立に自信がないと悩んでいる患者に対しては、今すぐ仕事をやめる必要はないことを伝え、これから出てくる問題を一緒に考え解決していくようなかかわりが必要とされる。

図 1-2　相談者のがん罹患部位（神奈川県立がんセンター）

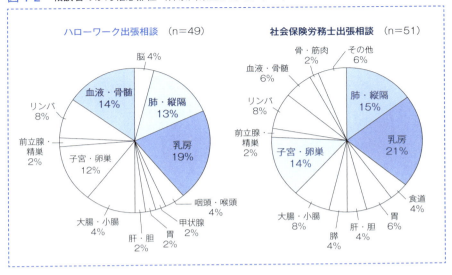

4）相談者のがん罹患部位（図 1-2）

　相談者の特性をがんの部位別で見ると、ハローワークの出張相談では乳がん（19％）、血液がん（14％）、肺がん（13％）が、社会保険労務士の出張相談では乳がん（21％）、肺がん（15％）、婦人科がん（14％）が上位を占めている。がん医療の進歩によってがん生存率が向上していく中で、今後も支援を必要とする者は増加することが考えられる。

5）相談内容（図 1-3）

　ハローワークの出張相談では、「仕事を今すぐ探したい」が44％、体力に自信がないのでまず情報収集や不安な気持ちを受け止めてほしいという「じっくり相談」を希望する患者は30％を占めた。治療をするために離職した患者は多く、治療を続ける中で少しずつ体力や精神面で自信を回復してくると、再就職への気持ちが出てきたり、まだまだ体力に自信はないが、生活をしていくために「仕事を今すぐ探したい」を希望して相談に来る。相談をするうちに、今の状況では職業訓練を受けることのほうが自分にとっては有益であるという選択をしたり、がんという病気を抱えながら、すでに就労支援を受けて再就職をした患者の話を聞くことで、少しずつ不

図 1-3　相談内容（神奈川県立がんセンター）

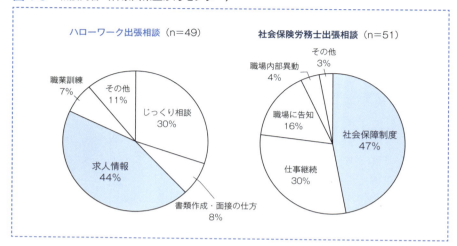

安が解消する体験をし、じっくりと相談しながら慎重に進めることを選択する患者もいる。これは就労支援を利用することで、自分が悩んでいる問題が整理でき、自分にとっての優先順位を組み立てられることによるものである。

　社会保険労務士の出張相談では、半数が社会保障制度に関する相談になっている。出張相談で行われる社会保障制度の相談内容は、「障害年金」「傷病手当金制度」についてが多い。この相談にはすでに離職して生活が立ち行かなくなり、何か生活を支える制度はないかの相談を受け、制度紹介や申請の支援をする場合も含まれる。「障害年金」は病気やけがなどで障害を負い、仕事や生活を送ることが困難になった場合に支給される年金である。「がん」は障害年金の対象になるが、このことを知らない患者も多い。しかし、がんであれば誰でも年金が受給できるわけではなく、発病してからの経過や、病状が及ぼす生活障害の度合い、年金加入状況、年齢等、受給するための要件がある。出張相談を利用することで受給の可否や、審査に有効な書類作成方法等のアドバイスを受けることができる。

　「傷病手当金制度」は健康保険加入者を対象としたもので（国民健康保険加入者は対象ではない）、労災以外の病気で休職し無給になった場合、給

図 1-4 　社会保険労務士相談者の雇用状況（神奈川県立がんセンター）

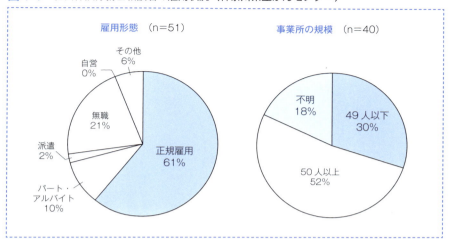

料の約6割が、最長1年6カ月の期間支給される。この制度を利用せずに離職してしまう患者も多い。雇用にかかわる社会保障制度や、生活を支える社会保障制度はほかにもあり、相談員が事前面談で対応している。

6）社会保険労務士相談者の雇用状況（図1-4）

　社会保険労務士の出張相談を利用する患者の雇用状況は、正規雇用が61％で、従業員50人以上の事業所で働いている患者が52％と半数以上を占めている。従業員50人以上の事業所には産業医の配置が義務づけられている。産業医とは職場の労働者の健康管理について専門的な立場で指導、助言を行う医師のことである。また、事業所規模も大きく就業規則や福利厚生もしっかりしているところが多いため、従業員49人以下の事業所よりは仕事の継続や休みを交渉しやすい環境下にある。

　一方、事業所が49人以下あるいは不明の患者が48％を占めており、雇用形態はパート、派遣、アルバイト等の不安定な雇用形態になっている。中小規模の事業所では、就業規則の整備があいまいな事業所もあり、労働者の福利厚生が不備なところも多いため、事業所にがんであることを伝えればすぐに解雇になったり、事業所側ががん医療への理解が不十分であるため離職を余儀なくされている患者も多い。就労相談を利用している患者

図 1-5　がんに罹患した勤労者の離職状況（神奈川県立がんセンター）

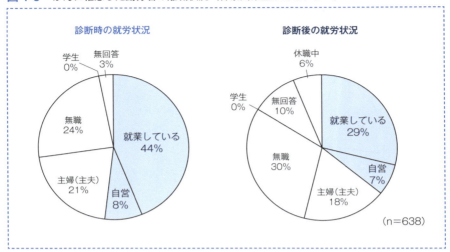

の所属する事業所の半数以上は 50 人以上の事業所である実態を見ると、日本では中小規模の事業所が圧倒的に多いことから、そこで雇用されている患者の多くは、就労相談を利用せずに離職していることが推察される。

7）がんに罹患した勤労者の離職状況（図 1-5）

　神奈川県立がんセンターでは就労支援事業が始まった、2014 年 11 月の平日 2 日間にわたって、受診で来院した患者を対象にランダムサンプリングでアンケート調査（アンケート用紙を渡し記入後院内設置のポストに回収）を実施した。調査の結果から、がんと診断されたときに仕事をしていた患者は、638 人中 332 人だが、そのうち診断後に離職した患者は 105 人おり、約 3 割の患者ががんと診断されてから離職していることが推測された。

　厚生労働省の「がんの社会学」に関する研究グループが、2003 年と 2013 年に実施した「がん体験者の悩みや負担に関する実態調査」でもがんに罹患した勤労者の 3 割が、がん診断後に依願退職や解雇されていることが報告されている[2]。

8）がん患者の就労で直面する困難と支援者側の課題（図 1-6）

　モデル事業が始まった 4 カ月後の 2015 年 1 月に、当センターの患者を

図 1-6　就労支援に関する医師のアンケート調査(2015年1月実施、神奈川県立がんセンター)

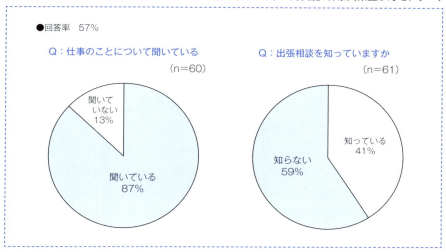

　診察している医師107人に対して、就労支援のアンケート調査を実施した。有効回答率は57％だが、その中で「診察時に患者さんに仕事のことについて何か聞いていますか？」という質問に対して、87％の医師が何らかのかたちで聞いていると回答があった。また、就労支援の出張相談が始まったことについては半分以上の医師が知らないという回答であったが、治療を進めていく上で患者に仕事について聞いている医師は多く、治療と仕事の関係が深いことがわかる。

　がんと診断されて離職する理由は、職場に病気を伝えて解雇されたり、周囲の人に迷惑をかけたくない、仕事と治療を両立させる自信がない、家族や周囲から治療に専念するように勧められたなどさまざまであるが、大きな理由として「治療のために仕事を休めない」ことが挙げられる。労働者に保障される休暇として労働基準法第39条に年次有給休暇が規定されている。これはすべての労働者に保障される法的休暇であり、一定の労働条件を満たせば20日を上限として1年ごとに取れる休暇日数が増える。

　がん治療には、手術、放射線治療、抗がん剤治療、ホルモン療法等治療に必要とされる期間は仕事の休暇を取ることが前提になる。例えば、乳がんの患者に抗がん剤治療のパクリタキセル療法を行う際は、週1回、12

〜18回の点滴投与のために毎週1回の休暇の取得が必要になる。また、手術や他の治療が入ったりすることで休暇は消化される。さらに、治療による副作用は各人さまざまであり、病状、症状は一律ではないため、体調が悪い日は休暇が必要となるが、年次有給休暇だけでは消化しきれなくなり、仕事の継続が危ぶまれる。

　病気で休業できる年次有給休暇以外の休暇や期間は、職場と労働者の間で交わされる労働契約、就業規則、労働協約によって決められており、雇用形態によって保障されている休暇や期間は異なる。休暇については労使間の交渉によって決まるため、年次有給休暇以外に休暇がない職場もあり、迅速な雇用者側の支援体制の整備が望まれる。また、医療の現場で生活に関する経済問題や就労問題の相談は、患者、家族にとっては相談しにくい話題であるため、医療従事者が治療のあらゆる場面で患者・家族を気にかけ、早めに問題に気づき、必要な支援を行うことが重要である。

（佐野紀子）

● 引用・参考文献
1) 厚生労働省ホームページ：がん患者・経験者の就労支援のあり方に関する検討会．
2)「がんの社会学」に関する研究グループ：2013 がん体験者の悩みや負担等に関する実態調査　報告書，2016．
3) 国立がん研究センターがん対策情報センター編集・発行：がん専門相談員のための学習の手引き〜実践に役立つエッセンス〜，第2版，2014．
4) 厚生労働省ホームページ：がん対策推進基本計画＜平成24年6月＞．
5) 国立がん研究センターがん対策情報センター「がん情報サービス」ホームページ：がん登録・統計　2. 罹患データ(全国推計値)．
6) みずほ情報総研ホームページ：平成24年度厚生労働省労働基準局委託事業「治療と職業生活の両立等の支援手法の開発（職業性がんその他悪性新生物）に関する報告書およびハンドブック等の公表について」
7) 国立がん研究センターがん対策情報センター「がん情報サービス」ホームページ：がん患者の就労に関する総合支援事業．
8) 厚生労働省ホームページ：長期療養者就職支援事業．
9) がん診療連携拠点病院等の整備について（厚生労働省健康局長通知　平成26年1月10日）．
10) 厚生労働省ホームページ：がん対策加速化プラン．
11) 厚生労働省ホームページ：事業場における治療と職業生活の両立支援のためのガイドライン．
12) 厚生労働省ホームページ：知って役立つ労働法〜働くときに必要な基礎知識〜．
13) 神奈川県ホームページ：神奈川県がん対策推進計画（概要版）．
14) 神奈川ハローワークホームページ：長期にわたる治療等が必要な疾病をもつ求職者に対する就職支援．

看護師に求められる就労支援とは

2章

がん患者の就労支援がどうして必要なのか、そして看護職は何ができるのか、まだよくわからないという方が多いかもしれない。前章のように、がん対策推進基本計画では、「がんになっても安心して暮らせる社会の構築」の重要性が示され、がん患者への就労支援は計画の重点項目に加えられ、がん相談支援センターの機能の中に明記された。しかし、これは、がん相談支援センターの相談員のみで達成できるものではない（表2-1）。

　2章では、どのような場所でも看護師が各々の立場でできることについて考える。

表 2-1　各部門、職種で可能な就労支援の入口

検診、検査部門	予約の調整　効率的な検査計画　結果の伝え方への配慮
外来	外来診察時の情報（問診時の項目に社会生活の側面を入れておく） 社会生活への配慮の程度　緊急受診の必要な状況の理解と調整
専門外来	外見、機能の変化、障害に対する社会生活上の回復の支援
通院治療室	治療スケジュールの見通しと治療時間の調整 化学療法、放射線療法等の副作用の出現パターンの把握と社会生活への影響 副作用対応法の学習と実行の確実性
入院時面接	入院時情報収集の中に社会生活（仕事）の意識化
退院計画	退院計画に療養生活と仕事の意識化
病棟	入院治療と日常生活の変化に加えて社会生活への影響
薬剤部	薬剤師の服薬指導時の情報、服薬コンプライアンスへの仕事の影響
リハビリ	生活動作および仕事上の作業の特徴と機能の維持　復帰への注意
栄養士	栄養指導と家庭生活、社会生活上の実効性の評価
口腔ケア	周術期ケアのかかわり　治療、仕事の特性に合わせたセルフケア
リンパ浮腫ケア	実行可能なリンパ浮腫のセルフケアと、生活上の支障を最小限にする
緩和ケアチーム	苦痛スクリーニング時（仕事・家事育児への支障）
緩和ケア入院	仕事や生きがいの意味を尊重した緩和ケア
退院時カンファレンス	療養と仕事・家事育児の調整・介護者と仕事
在宅ケア	家庭生活・家族・生きがい（仕事）を尊重できる環境
がん相談支援センター	がん相談の中で就労支援ニーズを確認
リソースや他機関との連携	
転職、就職を目的とした相談の場合	⇒　ハローワーク等との連携
現在の職場で治療との両立	⇒　MSW、社労士等との連携
復職を前提にした相談になる場合	⇒　MSW、社労士等との連携
職場のキーパーソン	⇒　産業医、産業保健師、人事担当、上司
職場との交渉	⇒　労働基準監督署など

図 2-1　全人的苦痛（トータルペイン）をもたらす背景

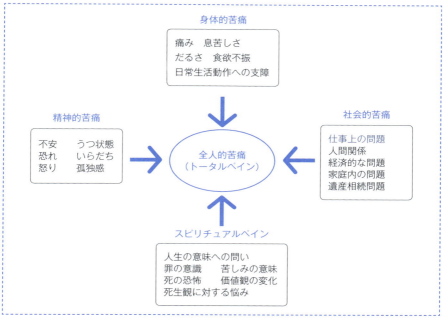

［出典］厚生労働省：がん患者の抱える様々な痛み，がん対策推進基本計画の概要〈平成24年6月〉．一部改変．

1. 看護とがん患者の就労（仕事）

「職業」については、患者の個人情報として慎重に扱われるゆえ、入院時の記録の中で患者の仕事に関する情報収集が、必須とはなっていないのではないだろうか。

短い入院期間の中で病棟看護師が患者の社会生活について知る機会も少なくなっている。退院支援として、家族の介護状況や家屋の環境、経済的な心配の有無を聞き出してようやく家庭生活が浮かび上がってくる。外来通院時においては、治療継続や症状のコントロールのための支援を日常生活との関連では行っているが、患者の社会生活までには、まだ関心が向きにくいのではないか。

図 2-1 を見て考えてほしい。患者の「仕事」に関連する悩みは、トータルペインの社会的側面の中に入るのは間違いない。経済的不安とも直結し

ているし、家族や親類、友人、職場の関係性も関連している。これを社会的役割の喪失にまで拡大して考えれば、家庭内役割の変化も関連してくる。看護師の強みは、これらの悩みが、単独に存在するのではなく、がんの病状や苦痛症状、治療の影響、それらが起こす生活への支障の程度、身体的な変化と心理的な負担、家族や周囲の人々との関係性の変化やサポート源の活用といった関連性を常に総合して、ケアを組み立てることだ。そして時間軸として、その人の人生の中のこの時期がどのような発達課題や家族ライフサイクルに相当し、それが療養生活によって中断や変更を余儀なくされていくときに最も苦しみとなることの1つとして、「仕事」のつながりの喪失を捉えることだ。

　これまで看護師は情報収集の中で、これらのことが語られたとしても、直接的な働きかけが行いにくいために、患者自身や家族による解決を見守る、あるいは、経済的問題は、MSWに情報を提供し、連携するということが定番となっているのかもしれない。しかし、がん患者のトータルペインとしての仕事にまつわる悩みは、どの時期においても、どの場所でかかわるにしても看護師のケアの可能性がある。

2．患者にとってのがんと仕事

　がんの診断が確定して、初めて「がん患者」になる。それだけで、人は社会から切り離される。なぜならば、社会にとってがんは、まだまだ容易な病気ではないからである。内閣府「がん対策に関する世論調査（2014年11月調査）」によれば、「現在の日本の社会は、がんの治療のために2週間に一度程度病院に通う必要がある場合、働きつづけられる環境だと思うか？」という問いに対して65.7％の人は「そう思わない」と回答している。

　仕事は、患者自身にとって入院や治療スケジュールを立てるには最も調整が必要なことである。しかし、このような社会のイメージでは、最初から仕事を継続するという希望は持てなくなり、職場との調整をあきらめることになる。または、もしも本人が調整したいと申し出ても、職場にいる人たちが、もはや仕事の復帰が不可能な人として処遇することも考えられる。

離職することの、その後の療養生活に及ぼす影響は大きい。NPO法人がん患者団体支援機構・ニッセンライフ共同実施アンケート（2009年）によると、がんと診断された後の職業と収入の変化は、有職者の場合は診断前後で「そのまま」が56％、「他の仕事に転職」が10％、「無職になった」は29％で、4割がいったん離職している。また、平均年収は、診断前は約395万円に対し、診断後は約167万円に下がっていた。

　こうした収入減により、経済的負担は増す。傷病手当金などの社会保障もあるが、在職中の人への制度である。また、在職中の人も診断日が重要になってくるなど制約は多い（詳細は3章参照）。離職後はさらに制度に限りがあり、負のスパイラルに陥ることが少なくない。

　がんの診断時からすでに、患者自身の力だけでは、仕事と療養の調整が難しいという問題がある。

3．就労支援につながる看護ケア

1）さまざまなケアの場面の中で就労相談のニーズをつかむ（図2-2）

　さまざまな場面で、看護師は全人的なアセスメントを行っている。情報収集時に問題を整理して今後の就労の相談が必要かを判断していく。判断を左右する第一の情報・キーワードは、「経済的不安」の有無である。家族背景も重要な情報だが、主に介護力の判定の重要ワードになりがちである。職業は情報項目にないことが多いが、「これからの入院、治療にあたって心配なことや調整が必要なことは何か」を問うことで、漠然とした不安ではなく、具体的な生活への影響を聴くことができる。

2）どの時期においてもその機会がある

　外来検査中の期間において、複数の外来検査の予約を組み立てるだけでも、それが半日で済むのか、数回に分けて来院するかなど支障のない調整が必要になる。そして、各検査の目的や検査前に必要な準備を説明するとき、あるいは結果の説明時に同席者を希望するのかの確認など、家族や家庭生活、仕事などの話題に触れることは多い。

　以下に、各時期において看護師が行う就労支援のポイントを挙げる（図2-3）。

図 2-2　看護ケアの中で得た情報を就労に焦点を当てて整理する

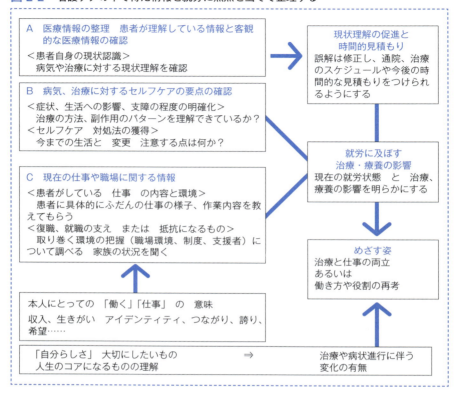

① 診断時

　がんの診断結果の説明時の反応を理解して、心理的サポートを行うが、病気そのものが与える脅威と今後の見通しがつかない混乱の中で、患者自身が病気を正しく理解し、予定される治療の選択をしていくための手がかりをつかむ必要がある。当日の説明の中で、患者自身が認識できたことと客観的な医療情報にはギャップがあることを踏まえて、患者が認識したことを会話の中で確認する。また、これに加えて周囲の人に病気のことをどのように伝えるのか、に悩みの焦点が当たることが多い。このとき家族の反応に対する不安や職場の関係性に対する不安が話される場合には、療養計画にも影響するので注目する。

図 2-3　看護師が行う就労支援 6 つのポイント

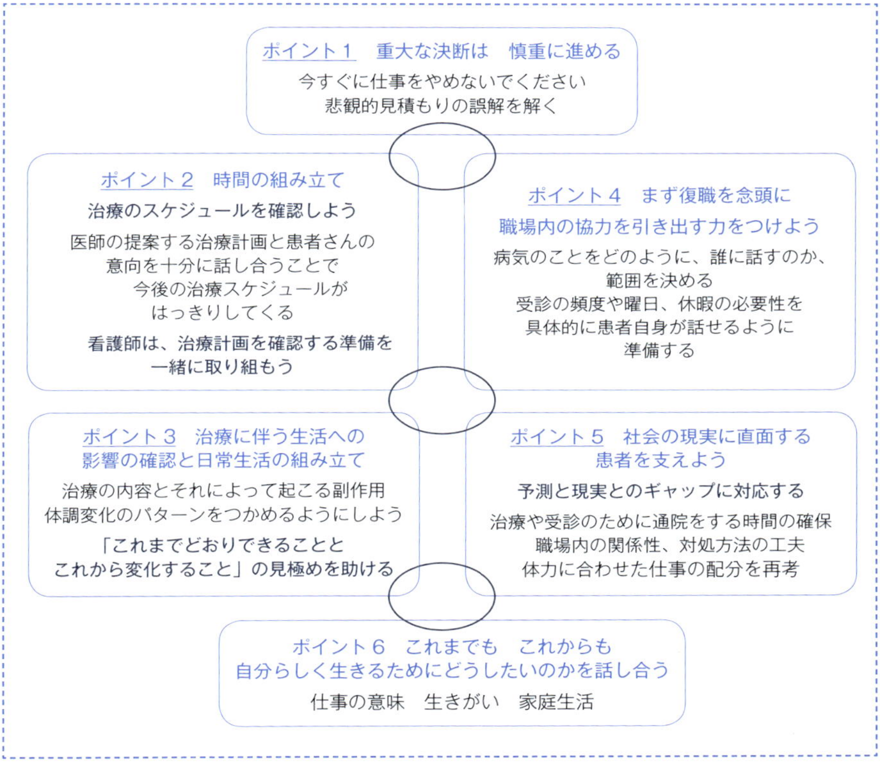

ポイント 1　重大な決断は　慎重に進める
今すぐに仕事をやめないでください
悲観的見積もりの誤解を解く

ポイント 2　時間の組み立て
治療のスケジュールを確認しよう
医師の提案する治療計画と患者さんの
意向を十分に話し合うことで
今後の治療スケジュールが
はっきりしてくる
看護師は、治療計画を確認する準備を
一緒に取り組もう

ポイント 4　まず復職を念頭に
職場内の協力を引き出す力をつけよう
病気のことをどのように、誰に話すのか、
範囲を決める
受診の頻度や曜日、休暇の必要性を
具体的に患者自身が話せるように
準備する

ポイント 3　治療に伴う生活への
影響の確認と日常生活の組み立て
治療の内容とそれによって起こる副作用
体調変化のパターンをつかめるようにしよう
「これまでどおりできることと
これから変化すること」の見極めを助ける

ポイント 5　社会の現実に直面する
患者を支えよう
予測と現実とのギャップに対応する
治療や受診のために通院をする時間の確保
職場内の関係性、対処方法の工夫
体力に合わせた仕事の配分を再考

ポイント 6　これまでも　これからも
自分らしく生きるためにどうしたいのかを話し合う
仕事の意味　生きがい　家庭生活

　病気や治療についての情報探索を希望する場合は、信頼できる情報源を提示する必要があるため、がん相談支援センターなどを紹介する。

②治療計画の提示前

　がんと診断されてから治療計画が提示されるまでの間は短い。手術を要する場合は、診断結果の説明当日に、治療計画まで一気に伝えられることが多い。化学療法や放射線療法が第 1 選択の場合は、あらためて詳細を決めるためのインフォームドコンセントを、放射線治療科や腫瘍内科の診療科で受けることになる。実は、この急迫の時期に患者自身は社会生活との折り合いをつけるために最も奔走している。同時に何をすればよいのかわからず困っている時期でもある。治療に要する期間や、お金の心配が具体

的に挙がることが多い。

　これまでは、医療者に自分の仕事の都合や家族の都合を相談するべきではないと考えている人が多かったかもしれない。医療者も患者自身で解決すべき問題と見なしてきた傾向がある。しかし、基本的な社会保障制度を知識として押さえて、積極的にアドバイスをしてほしい。

　今、このときに活用できる制度を調べて、職場に相談することが必要となるが、患者自身には職場に病気のことをどのように、誰に話すのかという問題が大きくのしかかる。病気のことを話す範囲を決めることが重要であるが、がんの診断を受けた直後の心理状況では、熟考することが困難であろう。危機状況への心理的サポートをしながら、このときにこそ看護師ができることをまとめてみよう。

> ポイント1　重大な決断は　慎重に進める
> 　今すぐに仕事をやめないでください
> 　悲観的見積もりの誤解を解く

③治療選択のインフォームドコンセントのとき

　看護師は、外来、病棟で、患者・家族の意思決定の支援者としてかかわっている。看護師が同席し、提示された治療内容の説明を一緒に聞くことで、患者の理解を助けるために言葉を言い換えたり、医師が話していた意味をわかりやすく解説することができる。同席しない場合も、その後に、医師からの治療計画を聞いてどこまで理解できたか、疑問を解消できたか、新たな心配事は何かなどを確認しているだろう。これらは、患者が治療の方法と治療による心身への影響の程度を予測し、それによって今後の生活への変化に対して「自分がどのように対処できるか」を考えるための話し合いでもある。そのとき、その人の生活の中での家事や育児、仕事への影響の大きさが語られる。そしてそれが治療選択を妨げる要因になるかもしれない。「この手術をしたら、今までの仕事ができなくなるからしたくない」「治療が1年もかかるというならば、仕事をやめなくてはいけない」「仕事を失うくらいならば、医療は受けずに独自の方法で体力維持をする」など

の言葉の奥には、誤解や悲観的な思い込みがあるかもしれない。提示された治療計画について、客観的情報を看護師が確認し、認識を修正できれば、早すぎる離職や失職を避けられる。

　キャンサーソリューションズ株式会社「がん患者就労支援」の調査研究によると、離職のタイミングは2相あり、「診断後1カ月以内」と「復職後1年以上」であるという。まずは、ここまでの①～③の時期（診断後1カ月以内）のサポートが離職、失職を防ぐことにつながる。

> **ポイント2　時間の組み立て**
> 治療のスケジュールを確認しよう
> 医師の提案する治療計画と自分の意向を十分に話し合うことで
> 今後の治療スケジュールがはっきりしてくる
> 看護師は、治療計画を確認する準備を一緒に取り組もう

④治療の選択、決定のとき

　治療法を決定する場合に考慮すべき事項として、「治療と仕事の両立のスケジュール」「入院期間や休みの期間どり」がある。患者自身がこの時間の見積もりができるように支援する。

　ポイントとしては、まず、今提示されている治療では、どのくらいの期間入院して、その後どのくらいの頻度で通院するのか、退院後に通院を要するのは週に1回なのか、月に1回程度なのか、一刻を争うほど急ぐのか、治療開始までにどのくらいの猶予があるのか、であろう。

　手術によって必要な入院期間の目安や、化学療法のレジメンによる投与間隔や通院期間の目安などを示す（5章参照）。

> **ポイント3　治療に伴う生活への影響の確認と日常生活の組み立て**
> 治療の内容とそれによって起こる副作用や
> 体調変化のパターンをつかめるようにしよう
> 「これまでどおりできることと　これから変化すること」の見極めを助ける

⑤治療中のかかわりの中で

　外見・機能の変化、副作用の種類と仕事への支障の程度がストレスとなる時期である。治療による外見・機能の変化に対する具体的なケア方策を示し、対人関係やコミュニケーションに対する患者自身の準備がどれだけできるか。また、通院治療による、体力の低下を自覚してもらい、通勤への支障や、フルタイム勤務に耐えられるかも考えていく。

　副作用対策やセルフケアの方策を支えていくために、外来看護や化学療法室のサポート、放射線治療部門やリハビリ部門、栄養指導、服薬指導などの場面で看護が貢献できることは多い。この期間に復職のタイミングについての助言を求められることが多い。患者が求めるのは、「これまでどおりできること」と「これから変化すること」の見極めである。

　そこで、体調変化のパターンがつかめるように治療日記をつけてみるのも1つの手である。また、自らの生活や働き方を考えるために、リワークノートのようなツール（例：NPO法人キャンサーリボンズ発行）の活用も考慮する。

　自ら対処できることが増えれば、治療の継続への意欲や療養生活への適応に対する自信がついてくる。こうして治療中から徐々に職場復帰への準備が始まっていく。しかし一方で、治療が進む中で、「立ち仕事や外回りに対応できるか、軽作業への転換や配置を変えてもらえるのか、この際、職種を変更したほうがよいのか」といった迷いを生じて転職を考える人もいる。看護師は、セルフケア能力を高めて治療を完遂できるように支援をしている中で、治療費の経済的負担や仕事復帰への不安が高まった患者の治療継続を迷う声を聴くこともあるだろう。このようなときのためにも、就労支援について他職種や機関と連携の機会があることを知っておくとよい。

> **ポイント4　まず復職を念頭に職場内の協力を引き出す力をつけよう**

　自分だけで考えて復職の可能性をあきらめる前に、まず職場で活用でき

る制度やサポートの得方を調べて、相談できるように支援する。これは、今後もがんを抱えながら仕事や家事を両立できる環境を確保していく力が必要になるからである。予想していた以上に体力の低下を自覚したり、思うようにならない現実に直面したとしても、解決策を見いだすために、職場の産業医や人事課担当者に必要な情報を伝えて働き方を相談するように勧める。

　職場に伝えるべき情報を、下記に示す（厚生労働省「事業場における治療と職業生活の両立支援のためのガイドライン」より）。

- 通勤や業務遂行に影響を及ぼし得る現在の症状や薬の副作用の有無
- 今後の治療予定として入院治療・通院治療の必要性
- 今後の治療スケジュール全体としての期間や通院頻度
- 退院後の就業可能性、治療継続中の就業可能性
- 業務の内容について職場で配慮したほうがよい具体的なこと（重いものを持たない、暑い場所での作業は避ける、車の運転は不可、残業を避ける、長期の出張や海外出張は避けるなど）
- その他の配慮事項（通院時間の確保、休憩場所の確保など）
- その人の勤務情報を踏まえて、医学的見地、治療の特性から必要と思われる配慮

　同ガイドラインの「両立支援プラン／職場復帰プランの作成」なども参考にする。このような情報を知っておくことは、患者自身がうまく自分の状況を伝えるための手助けにもなる。職場の担当者との話し合いで、両立支援プランが立てられることが望ましいが、中小企業や自営業の場合は、職場に産業医はいないため、病院の主治医や看護師・MSWと患者との間で段階的な復職プランの案を話し合うことが必要になる。

> ポイント5　社会の現実に直面する患者を支えよう
> 予測と現実とのギャップに対応する

⑥治療中～経過観察時

　両立するための段階的なプランが描けたとしても、実際に復職したとき

に、職場の人々の反応に過敏になったり、職務遂行能力の低下という現実に直面して落胆することもある。これが、前述した第2の離職の危機、「復職後1年以上」の危機である。そこで復職後は、生活状況の変化を患者から聞き、予測していたことと実際の職務への支障について差異を感じることはないか、職場環境の配慮が十分得られているか、あらためて医療者に確認したいことはないか、などを尋ねてフォローする。つまり、これまでのセルフケア支援の具体性と実行の評価が問われることになる。

また、体調や精神的なストレスは変化していくので、作業転換や配置換えが不可能で働き方を再考せざるを得ない場合には、社会保険労務士の相談や新たな就職活動をサポートするハローワーク相談等につなげる。これにより、転職に伴う各種の保障制度の空白を埋めることができる。

> ポイント6　これまでも　これからも
> 自分らしく生きるためにどうしたいのかを話し合う

⑦再発、進行時

治療後経過観察となり、本格的な復職をしたにもかかわらず、再発や病状の進行によって再び治療生活が始まる。しかし、初期の治療に比べて見通しは好ましくないことも多いので、家庭生活や仕事との両立には患者自身も覚悟が必要となる。病状の進行に伴う苦痛症状の増加や治療方法の変化という状況も起こる。職場への調整内容も、これまで以上の配慮が必要になる。

緩和ケアは、いつの時点でも生活への影響を最小限にする対処法を習得することを支え、心身の苦痛を十分に緩和していく。緩和ケアチームの看護師は、病棟や外来で継続してかかわることもできる。

さらに病状が進行すると、医学的な予後の予測を基に、患者・家族は、療養場所の選択や、「どこまで治療が可能か」「どこまで仕事を続けるのか」という決断に迫られる。再発治療の中で、生活設計を建て直し、残される家族の生活の安定のためにも、家族を含めての相談となることが多い。このとき看護師は、「これまでも、これからも患者自身が自分らしく生きる

ためにどうしたいのか」を話し合う。

　仕事は、その人の生きがいやその人らしい人生を支えるものであり、終末期に至っても家庭や職場とのつながりを大切にしたり、これまでの自分の役割や存在意義を確かめることにつながっていく。病棟や外来でも家族背景や家庭生活の具体的状況が語られることがあり、看護師は知り得た情報を誰と共有すべきか判断して、院内のリソースの橋渡しとなって連携を促す。

⑧家族への支援

　がんの診断、告知時から患者の家族も同じく衝撃を受け、今までの家庭生活の変化に対応する必要がある。患者がそれまでの仕事、家事、育児を担う役割を誰かに依頼したり、家庭内の役割を変更することができなければ、治療に専念できないと考える人もいるが、実際にはすべてを転換することは難しく、がんの治療、療養と仕事、家事・育児は、各対応時期の配分バランスを保ちながら続いていくものである。

　患者が生計の中心にあった場合は、経済的な不安に直結し、入院治療、長期にわたる通院、機能障害や副作用で働けなくなる恐れや、治療費の負担、子どもの教育費やローンの返済見通しの変更を迫られるケースもある。そのため、患者の代わりに新たな就職を考えたり、安定的な暮らしを得るためにパートの時間調整や職種を転換するなど、家族員も働き方に関する悩みを抱えている。また、患者の介護が必要になり、在宅ケアを行う場合に今後の見通しが立たず、配偶者や子どもが介護休暇を申請するタイミングを迷ったり、制度を活用できず悩みを抱えている、ことに気づくこともある。

　今まで、家族員の働き方の相談を持ち込むところはなかったかもしれないが、がん相談支援センターは、家族の就労支援にも対応している。終末期には、残される家族の心理的なサポートに加えて生活の再建のためにも支援が必要である。看護師は、がんの療養に伴う家族全体への影響について知る機会が多いので、患者だけでなく、家族員に対しても就労や家族役割の遂行への支援の視点を持ち、連携をはかってほしい。

　どの部署においても看護師が患者の「仕事と療養の両立を支える」機会

はある。病気の進行や治療の変化によって就労との両立の課題が変わることがあり、その人にとっての社会とのつながりや生き方にかかわる問題となる。

　さまざまな看護ケアの中で、患者・家族との対話の中にある就労支援のニーズをくみ取るというセンサーを高めていきたい。

（小迫冨美恵）

就労支援に必要な知識

3 章

本章では、がん患者の就労支援をする上で役立つと思われる、就労にまつわる法律や制度、医療費の軽減を目的とした助成制度を紹介する。いずれも、がん患者は制度の対象であり、給付を受けることが可能である。

1．労働にまつわる法律（労働法）

労働にまつわる法律とは、労働者と使用者の間の労働をめぐる関係を取り扱う法律を指す。使用者から見て、労働者の立場が不利にならないよう、労働条件や契約内容などにおいて、労働者保護を目的として定められている。すなわち、労働法を知ることは労働者自身の権利を守ることに直結してくる。この場合の労働者とは「職業の種類を問わず、事業または事務所に使用される者で、賃金を支払われるもの」である。したがって、パートタイム労働者やアルバイトも法律の対象である。労働に関する法は大きく5つある（表3-1）。就労において特に重要と思われる法律を以下に挙げる。

1）労働基準法

労働条件に関する最低基準を定めた法律。労働契約を規定する基本の法律であり罰則規定がある。労働基準法を下回る内容の労働契約は、法律上無効となり、労働基準法で定める基準が適用される。具体的には、労働条件の明示、解雇の予告、解雇制限、賃金支払い、労働時間、休憩・休日、時間外や休日の労働、年次有給休暇、就業規則の作成、制裁規定の制限、就業規則の周知義務などが含まれる。なお、解雇については、「労働契約法」によって、客観的に合理的な理由を欠き、社会通念上相当と認められない場合は、その権利を濫用したものとして無効にするとされている。

①解雇予告とは

会社は労働者を解雇する場合には、少なくとも30日前にその予告を行わなければならない。解雇予告をしないで即時解雇する場合は30日分以上の平均賃金を支払わなければならない。

②解雇予告と退職勧奨とは違う

退職勧奨とは、会社側が労働者に対し、「やめてほしい」と退職を勧めることを指す。労働契約の解除通告である解雇予告とは異なり、退職勧奨に応じるか否かは労働者側の自由である。

表 3-1　労働に関する法

労働条件の基準に関する法律	労働契約法、労働基準法、最低賃金法、パートタイム法、育児・介護休業法、男女雇用機会均等法、労働安全衛生法
雇用確保・安定のための法律	職業安定法、労働者派遣法、高年齢者雇用安定法
労働保険・社会保険に関する法律	労働者災害補償保険法、雇用保険法、健康保険法
労働者福祉の増進に関する法律	中小企業退職金共済法
労使関係に関する法律	労働組合法、労働関係調整法、個別労働紛争解決促進法

※労働法という名称の法律はない。＿＿を引いた法律名は略称による表記。

③解雇制限とは

　会社には労働者を解雇できない期間があり、解雇制限という。下記の2パターンがある。
- 業務上負傷し、または疾病にかかる療養のために休業する期間プラスその後30日間
- 産前産後の女性が休業する期間プラスその後30日間

　なお、ここでいう療養は、治癒（症状固定）後の通院は含まれない。療養開始後3年を超えても傷病が治らない場合は、解雇となる場合がある。

④「解雇制限の除外」がある

　天変地異、その他やむを得ない事由のために事業の継続が不可能となった場合で、その事由について所轄労働基準監督署長に申請し解雇制限除外認定を受けた場合。社会通念上とるべき措置をとっていても、経営がいかんともしがたい状況にある場合があてはまる。

⑤就業規則とは

　労働条件や職場内の規律など具体的な内容を定めるルールで、従業員10名以上の労働者を使用している雇い主は、就業規則を作成し、それを職場の見やすい場所に掲示・備え付けまたは書面交付などにより、労働者に周知することが「労働基準法」で義務づけられている。以下については必ず盛り込まなければならない。
- 勤務時間、休憩時間、休日、休暇、交代制勤務について
- 給与の支払いや昇級について
- 退職時の扱い、解雇の理由や根拠など

　休職制度がある場合は、休職理由、休職期間、休職期間中や休職期間満

了後の労働条件、復職する場合の取り扱い等を定めることとなっている。

> **休職制度は法律では規定されていない**
> 労働基準法には、休職制度は規定されておらず、会社の任意の制度である。したがって、休職理由や休職期間などはそれぞれの会社によって違っており、休職制度がなくても法律的には問題がないことになっている。休職制度がある場合は、詳細は就業規則に定められる。

2）労働安全衛生法

職場における労働者の安全と健康を確保し、快適な職場環境の形成促進を目的としている。労働者の安全衛生確保は、事業者にその責任があると定め、安全管理者・衛生管理者などの設置を義務づけている。事業者は危険防止のために具体的な策を講じるように求めており、リスクアセスメントの実施や健康診断の実施、労働者の健康管理対策、職場のメンタルヘルス対策、ストレスチェックの実施といった対策の義務化が挙げられる。

3）雇用保険法

労働者が失業した場合に、生活の安定と再就職促進のため、失業給付（正式には「雇用保険の基本手当」という）を行う保険制度を定めた法律。失業保険という呼称は正式ではなく、失業給付のことを指す。

失業給付以外にも就業促進定着手当、教育訓練給付金、育児休業給付金、高年齢雇用継続給付、介護休業給付金などが定められている。

①雇用保険の基本手当（失業給付）とは

雇用保険は国の社会保障制度の1つで、国民に加入義務がある社会保険（ほかに労災保険、医療保険、年金保険、介護保険がある）の1つである。事業主（個人・法人を問わず）は1人でも従業員を雇ったら雇用保険に加入しなければならない（強制加入）。事業主は被保険者にはなれず、雇用されている労働者は必ず加入していることになる。保険料は、労働者と事業主の双方で負担する。

失業した場合にお金の心配をすることなく就職活動ができるように基本手当が支給される。受給条件は以下の2つである。

(1)就職への意思と能力があるにもかかわらず、職業に就けない「失業状態」

にあること。
(2) 離職日前の2年間で、雇用保険加入月が通算12カ月以上（各月の勤務実態が11日以上）あること。

　パートタイマーも、1週間の所定労働時間が20時間以上であり、31日以上引き続き雇用されるのであれば雇用保険の被保険者の対象であり、正社員と同様の条件で失業給付を受けることができる。

　受け取る金額（日額）は、前職の平均賃金日額の約6〜8割で、被保険者期間、年齢などにより決定される。所定給付日数（受給できる日数）は、年齢や退職理由などの条件に応じて決定する。

②退職理由について

　退職理由は、自己都合、会社都合（倒産や解雇など）、その他（定年など）の場合に大きく分けられる。

③自己都合退職とは

　労働者が自発的に退職を申し出た上で離職した場合を指す。正当な理由あり・なしの2つに分けられ、失業給付の受給条件・内容が異なる。

　「正当な理由なし」とは、転職や起業を目的として自発的に離職する場合を指す。受給条件は、離職日以前の2年間に被保険者期間が12カ月以上あること。支給は、7日間の待機後、さらに3カ月の給付制限期間を経て開始となる。

　「正当な理由あり」とは、労働できない何らかの事情（傷病による就業困難で離職、配偶者の転勤同行による離職、家族の介護のための離職など）により、自ら離職する場合を指す。解雇は該当しない。受給条件は、離職日以前の1年間に被保険者期間が6カ月以上あること。支給は、7日間の待機後、ただちに開始される。

④会社都合退職とは

　解雇、倒産、退職勧奨、契約の打ち切りなどにより非自発的に離職した場合を指す。受給条件は、自己都合退職の「正当な理由があり」の場合と同様である。

> 求職活動が困難な場合は、基本手当の受給期間延長届けの手続きが必要
>
> 　疾病や負傷、妊娠、出産、育児などで引き続き30日以上働くことができない場合（求職活動ができない場合）は、最長で3年間受給期間が延長される。延長届は、職業に就けなくなった日の翌日から1カ月以内にハローワーク（公共職業安定所）で申請する必要がある。

⑤その他の退職とは

　定年退職や更新契約のない契約満了など、あらかじめ合意されていた事由により離職した場合が該当する。受給条件は、離職日以前の2年間に被保険者期間が1年以上あること。7日間の待機後、ただちに支給される。

● **手続き先**：居住する住所地管轄のハローワーク

4）労働者災害補償保険法（労災保険法）

　業務災害または通勤災害により、労働者が負傷や疾病にかかった場合、障害が残る場合、死亡した場合等、被災労働者またはその遺族に所定の給付が行われる制度の基となる法律。労働者を1人でも使用する事業主は加入し、保険料を納付する義務がある。保険料は、全額事業主負担である。

①労災保険給付の種類

　業務災害に対する給付は「補償給付」、通勤災害の場合は「給付」という。

(1) **療養（補償）給付**：業務災害・通勤災害の傷病により、必要な療養（または療養の費用）が給付される。
(2) **休業（補償）給付**：療養のため労働ができず賃金を受けられないとき、休業4日目から休業1日につき給付基礎日額の60％が給付される。
(3) **傷病（補償）年金**：療養開始後1年6カ月経っても治癒（症状固定）せず、傷病による障害の程度が重いとき、第1～3級の年金が支給される。
(4) **障害（補償）給付**：傷病治癒（症状固定）後、障害が残ったときに支給される。14等級あり、第1～7級は障害（補償）年金、第8～14級は障害（補償）一時金が給付される。
(5) **介護（補償）給付**：(3)または(4)受給者で、常時または随時介護を受けているときに支給される。
(6) **遺族（補償）給付**：労働者が死亡したとき、一定の範囲の遺族に支給される。

(7)葬祭料／葬祭給付：労働者が業務災害または通勤災害により死亡し葬祭を行ったとき、一定額が支給される。

2．お金や医療保険にまつわる制度

1）医療保険による制度

医療保険は、会社員とその扶養家族が加入する被用者保険と、自営業者などが加入する国民健康保険がある。給付内容は疾病負傷、出産、死亡があり、被用者保険には疾病負傷で働けない場合の休業補償がある。ここでは疾病負傷に関する制度を取り上げる。

①高額療養費制度

所得に応じて、医療機関で支払った一定額以上の入院・外来医療費の「自己負担額」が払い戻される制度。ひと月（入院・外来当日からの1カ月間ではなく、入院・外来を受けた月の1日〜月末までを指す）の自己負担額が、定められている算定式で一定限度額（自己負担限度額という）を超えている場合に、超えている分の金額が払い戻される。

あらかじめ高額になることがわかっている場合は、事前に加入している健康保険の窓口で「限度額適用認定証」を作成し、医療機関に提示することにより、申請した月の医療機関窓口での支払いは自己負担限度額分のみとなる。ただし、認定証が有効となるのは、医療機関に提示した月の分からであるため、できるだけ早急に作成し・提示する。なお、自己負担限度額には、健康保険が適用されない医療費（食事や差額ベッド代、先進医療の費用など）は含まれない。

- **手続き先**：加入している健康保険の窓口
- ひと月の自己負担限度額は、「70歳未満」「70〜74歳」「75歳以上」で異なる。70歳未満の自己負担限度額は、所得に応じて5段階に分かれる（表3-2）。

②傷病手当金（国民健康保険加入者は除く）

疾病や負傷で勤務先を休んだ場合に、健康保険加入者とその家族の生活を保障するための制度。事業者（会社）から給与が支給されない場合に給付される。有給休暇を使用している間は使えない。

表 3-2 　高額療養費の自己負担限度額（70 歳未満）

所得区分	ひと月当たりの 自己負担限度額	4 カ月（4 回）目以降※の 自己負担額
年収約 1,160 万円〜の方 健保：標準報酬月額 83 万円以上 国保：年間所得 901 万円超	252,600 円＋ （100％医療費－ 842,000 円）× 1％	140,100 円
年収約 770 〜 1,160 万円の方 健保：標準報酬月額 53 万円以上 　　 83 万円未満 国保：年間所得 600 万円超 901 　　 万円以下	167,400 円＋ （100％医療費－ 558,000 円）× 1％	93,000 円
年収約 370 〜 770 万円の方 健保：標準報酬月額 28 万円以上 　　 53 万円未満 国保：年間所得 210 万円超 600 　　 万円以下	80,100 円＋ （100％医療費－ 267,000 円）× 1％	44,400 円
〜年収約 370 万円の方 健保：標準報酬月額 28 万円未満 国保：年間所得 210 万円以下	57,600 円	44,400 円
住民税非課税の方	35,400 円	24,600 円

※ 12 カ月以内で 3 カ月（連続 3 回）以上高額療養費の支給を受けた場合の 4 カ月（4 回）目以降

　4 日以上連続で休業した場合、4 日目から標準報酬日額の 3 分の 2 が最長 1 年 6 カ月までの間支給される。退職して被保険者の資格を失っても、被保険者期間が継続して 1 年以上あり、資格喪失時（退職時）に傷病手当金の支給を受けていれば、退職後も同様に支給される。
　障害年金や老齢年金などを受給している場合は、支給額の調整がされる。
● 手続き先：加入している健康保険の窓口。
● 申請には、療養の事実についての担当医師の証明、休業期間の賃金支払い状況についての事業者（会社）の証明が必要となる。

2）身体障害者手帳

　身体機能に障害のある方が、障害者総合支援法によるサービス（介護サービスなど）や障害者福祉サービスを利用する際に必要となる証明書。
　障害の種類は、視覚障害、聴覚障害、平衡機能障害、音声・言語・咀嚼機能障害、肢体不自由、心臓・腎臓・呼吸器・ぼうこう・直腸・小腸の機能障害、ヒト免疫不全ウィルスによる免疫機能の障害、肝臓機能の障害であり、各臓器別に身体障害者福祉法に定める障害に該当する場合に交付される。交付対象となる障害等級は 1 〜 6 級で、障害の種類により等級編成

は異なる。

　障害者福祉サービスは、障害の種類や等級、自治体により異なる。主なサービスには、次のようなものがある。

(1) **医療費の助成**：概ね等級が1〜2級の重度障害と認められた場合、都道府県や区市町村によって医療費が全額または一部助成される。対象範囲は都道府県、市区町村により異なる。
(2) **公共料金の減免・料金の割引**
(3) **交通機関の割引**
(4) **税金の控除等**

● ヘルパーサービスを利用する場合は、「障害者総合支援法」による「自立支援給付」の申請が必要となる。
● **手続き先**：居住する市区町村役所。身体障害者手帳の申請については、主治医もしくは病院のソーシャルワーカーに相談するとよい。

3）障害年金

　障害の程度が一定の基準以上の状態になった場合に受給できる。身体障害者手帳と関連性はない。初診日に加入していた年金制度により、障害基礎年金、障害厚生年金、障害共済年金の3種類に分かれる。

①主な受給要件

● 障害の原因となった疾病や負傷に対して、初めて医療機関を受診した日（初診日）に年金制度に加入していた。
● 初診日から1年6カ月を経過している、または経過していなくても、その間に症状固定が認められ、一定の障害程度にあること。
● 初診日の前々月までの年金加入期間の3分の2以上の期間の保険料を納めている。

②初診日に国民年金に加入している場合

　障害基礎年金を受給。対象の障害等級は1〜2級のみ。申請手続きの窓口は市町村役所の国民年金課である。

③初診日に厚生年金に加入している場合

　障害厚生年金を受給。対象の障害等級は1〜3級がある。申請手続きの窓口は年金事務所である。

④他制度で給付金を受けている場合
　障害年金の受給金額が調整される。

3. さまざまな相談窓口

①ハローワーク（公共職業安定所）
　法律に基づき国が設置・運営する地域の総合的雇用サービス機関。仕事を探している人に対して職業相談・紹介・指導、職業能力開発促進に向けた技能習得へのあっせん、雇用保険の給付などを行っている。各都道府県労働局の管内に複数設置されている。

②労働基準監督署
　労働基準法等関係法令に基づき、労働条件、安全衛生などの監督・指導、労災保険の給付などを行っている。事業主または労働者からの賃金、労働時間、解雇、退職金などの待遇や労働災害、安全衛生に関する相談にも応じている。都道府県労働局の出先機関で、各都道府県に数カ所設置されている。通称、労基署。

③年金事務所（日本年金機構）
　年金（国民・厚生）制度の業務一式（適用、保険料徴収、記録管理、年金相談、給付など）を行っている。一般的な年金相談は、全国の年金事務所および年金相談センターで受け付けている。電話による一般的な年金相談（ねんきんダイヤル）にも応じている。

④がん相談支援センター
　がん診療連携拠点病院や、都道府県がん診療連携指定病院に設置されている。看護師やMSWであるがん専門相談員が、がんに関するさまざまな相談や情報提供を行う。設置されている医療機関を受診しているか否かにかかわらず、誰でも無料で相談できる。

　　　　　　　　　　　　　　　　　　　　　　　　　　　（前田景子）

●参考文献
1) 公益社団法人日本医療社会福祉協会編：[改訂版] 相談・支援のための福祉・医療制度活用ハンドブック，新日本法規，2016．

がん相談支援センターの就労相談と連携

4章

I がん相談支援センターにおける就労相談

1. がん相談支援センターとは

がん相談支援センターにおける就労相談や連携を考える上で、がん相談支援センターとは何か、配置されているがん専門相談員の役割とは何かを述べたい。

1）相談員の役割

がん相談支援センターとは、がん診療連携拠点病院などに設置されている、がんに関する相談の窓口（2016年4月現在、全国で427施設）で、がん専門相談員が配置されている。がん専門相談員の役割とは「がん患者や家族等の相談者（クライエント）に科学的根拠と、がん専門相談員の実践に基づく信頼できる情報提供を行うことによって、その人らしい生活や治療選択ができるように支援すること」[1]である。この役割を果たすために、コミュニケーションスキル、対象理解、他の専門職や他機関等との連携が必要とされ、がん専門相談員の基礎研修を修了し、「がん相談の10の原則」（表 4-1）[2] を基本として無料で相談業務を行っている。

第2期がん対策推進基本計画（2012年6月閣議決定）の中でも、分野別施策およびその成果や達成度を計るための個別目標の1つとして、がん患者の就労を含めた社会的な問題が挙げられている[3]。具体的には「就労に関するニーズや課題を明らかにした上で、職場における理解の促進、相

表 4-1　がん相談の 10 の原則

(1) 相談者にとって良い治療のアクセスを保護・促進する	
	今後のアクション（行動）の方向性の明確化。
(2) 担当医との関係を改善・強化する	
	担当医の判断や振る舞いの解釈を相談者と一緒に考える。
(3) 相談者の情報の整理を助ける	
	主訴の背景にある客観的な情報をアセスメント。相談途中で、適時内容を確認・整理する。
(4) 行動に結びつく決定を促す	
	「次にまずしなければならないこと」の具体的提示。
(5) 面談、電話、電子メールなどの各相談スタイルの特性と限界を認識する	
	相談者の主訴、主観と、事実の差異を常に判断。対応困難なことの明言。
(6) 相談者の情緒的なサポートを行う	
	相談者の感情を受け止めると同時に、適切な距離を取り、中立的な立場を維持する。
(7) 相談者を他部門・他機関に円滑に依頼する	
	紹介先に対し、必要な情報、解決すべき課題など依頼を明確化し伝達する。
(8) 継続的なアクセスを保障する	
	必要に応じ次回相談日程を決め、相談者の状況を継続的にアセスメントする。
(9) 組織としての相談窓口を保護し、改善する	
	相談窓口の目標、位置づけ、役割の範囲を共有し、スタッフ同士の力量や特性を正確に認識する。
(10) データを蓄積・分析しながら、相談業務の改善に役立てる	
	他部門と共有することを念頭に、相談内容、解決方法をデータベース化する等加工する。

［出典］国立がん研究センターがん対策情報センター編集・発行：がん専門相談員のための学習の手引き～実践に役立つエッセンス～　第 2 版, p.22-25, 2014 より一部抜粋

談支援体制の充実を通じて、がんになっても安心して働き暮らせる社会の構築を目指す」ことが謳われており、がん専門相談員はがん相談の中で相談者の就労支援を行う役割を担っている。

2）職種

　規定の研修を修了したがん専門相談員（以下；相談員）が 1.5 人以上配置されている。相談員の職種は、看護師や MSW、臨床心理士などで構成されていることが多い。相談業務に従事するようになるまでの職歴も多様であり、それぞれの専門性を理解して協働していく必要がある。

3）がんと就労に対する施策

　相談員が行う就労相談以外にも、がん相談支援センターで就労の専門家との協働を行う体制が、2013 年より整備されてきた。1 つ目には「がん患

者の就労に関する総合支援事業」として、がん相談支援センターにおける定期的または随時派遣で社会保険労務士の出張相談がある。2つ目に「長期にわたる治療等が必要な疾病をもつ休職者に対する就職支援モデル事業」（以下：長期療養者就職支援事業）として、がん相談支援センターとハローワークが協働して新規求職者への職斡旋の取り組みを行っている。相談員による就労相談に加えて、必要時は社会保険労務士やハローワークと連携しながら就労支援を行えるように、地域ごとで具体的にどういった体制になっているのかを把握しておくことが重要である。

2．相談の実際

1）相談のシチュエーション

　がん相談支援センターにおける相談の状況設定はさまざまであり、相談当初にはわからなかったことが対話を続ける中で明らかになることもある。電話相談なのか対面相談なのか、相談者は本人なのか家族なのか、自施設の患者なのかどうか、相談者がどこまで具体的な相談を希望しているのか、といったことにより確認できる事実や情報提供できる内容や協働する職種が変わってくる可能性がある。より具体的な支援につなげるために、必要性を相談員から伝えながら情報収集をして一緒に課題を明確化していく過程は重要である。相談者のニーズを見極めつつ、どのような支援が必要なのかを常に目標設定していく必要がある。

　実際の相談の中では、例えば情報源・資料を紹介する場合に、対面相談であれば実物を渡せるが、電話だとインターネットのURLなど情報源しか伝えられないことがある。また、職場との休業に関する交渉に悩みを抱えている相談者へは、他施設からの相談者であれば、社会保険労務士の出張相談を行っている最寄りのがん相談支援センターの情報提供を行い、自施設からならば、情報提供に加えて直接出張相談の予約までできるかもしれない。また、自施設であれば、例えば「治療で造血幹細胞移植をして再発はしていないが、保育士の仕事に復帰してもよいのか」という悩みに対して、医学的な判断・留意事項を医師とやり取りするための橋渡しができるかもしれない。相談のシチュエーションによって何をどこまで支援する

かという目標が変わってくる。

2）相談支援のプロセス

　相談員が行う相談支援のプロセスは、心理的サポートを基盤として、絶えずアセスメントを行いながら、その相談における課題・問題の明確化を行い、相談者と共有すること、それに応じた情報提供や理解を促進させるための介入を行い、その後の方向性について提示すること[4]である。これは、就労支援に関する相談であった場合にも同様のプロセスとなる。

3）面接・アセスメント・スクリーニング

　相談者は、仕事を継続するか否か・職場にどう伝えるか・再就職できるのかといった直接的な相談に来る場合もあれば、病気と診断されたショックや、がんの治療や副作用に関する不安の相談・経済面での不安などを主訴として相談に来ることもある。後者の相談の中にも就労の悩みが内包されていることがあるが、病院で就労のことを相談できると考えていない相談者もいる。相談員が就労支援に関するアンテナを高くして問いかけをすることが必要である。

　仕事に関する悩みを抱えている際には、どういったことで悩んでいるのかを整理する必要がある。また、相談員からの基本的な支援で相談者が課題に対する具体策の一歩を踏み出せそうなのか、社会保険労務士・ハローワークといった専門家への橋渡しも必要なのかを判断する。

　がんに罹患した勤労者が直面する就労問題として、①経済的な困難、②会社側の対応の問題、③職業関係者と本人のコミュニケーションの問題、④医療施設側の制度・対応の問題、⑤本人の心理問題、⑥本人の身体的問題（治療の副作用）、⑦その他（相談窓口がない・資料がない）があるといわれている[5]。就労支援で相談員に期待される働きかけのポイントを、文献5）を参考にまとめて表4-2に示す。相談員として、心理的なサポートを基盤としながら、何が課題なのかを整理して必要な情報提供を行っていく。特に診断期においては「もう仕事はやめないといけないと思っている」という言葉がよく聞かれるが、まだ職場に相談自体していなかったり、傷病手当制度などを利用できるか検討していないケースも多い。診断期においては、早まって退職しないように見通しがわかってから決断する必要性

表 4-2　治療と就労の調和に向けた患者への働きかけ方のポイント

1. 確定診断時
   - 患者の就労状況を把握する
   - 就労継続を励ます（早まった退職の防止）
   - 職場の就業規則の確認を促す
   - 活用可能な就労・医療費に関する制度の情報提供を行う

2. 治療プロセス全体を通して
   - 病状、治療計画、予測される副作用などの理解確認、情報提供を行う
   - 医療情報、治療計画（調整可否も含めて）等で医師に確認すべきことを一緒に整理する
   - 医師と良好なコミュニケーションを保てるよう支援する（質問項目を箇条書きにする等）
   - 就労に関する活用できる情報源（Webサイトなど）を紹介する
   - 必要時に応じて、職場関係者や産業保健スタッフへの相談を勧める
   - 就労の専門家（社会保険労務士、ハローワーク）との連携を行う
   - 必要に応じて、アピアランスサポートを行う

[出典] 高橋都：がん治療と就労の調和．日本職業・災害医学学会会誌，63（6），p.354，2015 の表2を基に筆者作成

を伝えることは重要である。また、就業規則や福利厚生制度を確認することを勧めたり、職場で誰に相談できそうか（上司・人事部や総務部・産業保健スタッフなど）を一緒に検討する、など具体的な行動を起こせるよう働きかけていく。

その上で、治療プロセスの理解・把握を助けるといったことも重要である。相談支援センターですべてを解決するのでなく、相談者が自身のエンパワメントを行い、本人自らが支援者や活用できるリソースを知って必要な支援につながっていくことは局面が変わっていっても対処していく上での力になるため、信頼できる情報源（例えば国立がん研究センターがん対策情報センター「がん情報サービス」ホームページには詳細なQ&Aが載っている）を提示することも有効である。相談者の状況に合わせてホームページを紹介したり、情報をプリントアウトして紙面で渡す。

3. 外部との調整、他職種・部門との連携

1）同施設内の他職種・部門との調整

仕事の持つ意味合いはさまざまな側面があるが、生活の経済基盤として

の割合は大きい。3章で述べられている就労支援に必要な社会保障制度の情報を提供する際には、場合によってMSWとの協働を考えることも必要かもしれない。相談支援センターの相談員にMSWがいる場合もあれば、他部署にいる場合もあるかもしれないが、バックアップしてもらいながら相談をしたり、場合によってはMSWの相談に橋渡しをしてもよいかもしれない。

　がん患者が就労を考える上で基本となるのは、病状や治療スケジュールや治療における身体的影響（副作用、合併症、短期・長期の後遺症）の理解であり、医師とどのように話をできているかは重要である。時に、ある程度検査結果が出てから病状説明をしようと考えている医師と、個人的な体験や考えから想像をしている患者の間で、今後の見通しが共有できていないこともある。相談員から一般的なことを伝えて解決したり、質問項目を整理して患者自身で聞けることもあるが、医師から具体的に話をしてもらえるように調整する必要性が出てくることもある。ケースバイケースだが、情報の橋渡しをしたり、医師の診察を受けられるよう場を調整したり、時には診察に同席する必要もあるかもしれない。その際に、現在わかること、現在は不確定だが見通しが立つ時期の予測がつくこと、予測するのは難しいので不確定事項として捉えたほうがよいこと、などを整理すると医師も説明がしやすいだろう。

　病状や今後の見通しについては、医師からの説明が基本となる。それに加えて、外来・病棟看護師や薬剤師やリハビリ部門のスタッフなどをはじめとした院内の他職種と協働することでより正しい理解や、就労と治療の折り合いをつけるための必要なケアを受けることができる。昨今では、治療による外見上の変化（脱毛・肌や爪の変化・乳房の手術など）へのアピアランスケアが注目されており、外見上の変化と就労に関する事項は強く関係するため、相談員以外で専門に対応できる窓口があれば情報提供をしていく必要がある。

　診断されて治療を開始するとき、治療内容が変わるとき、休業からの復職や再就職のときなど、局面ごとに具体的に留意すべき事柄があるのかどうかを確認して、必要時は施設内の他職種で連携することは重要である。

2）就労の専門家との調整

　本稿の1.-3）の項で述べたように、2013年からは社会保険労務士等の就労の専門家やハローワークとの協働事業が行われている。実際にどういったことを就労の専門家と連携したらよいのか戸惑う場合には、「社会保険労務士との連携のヒント集」[6]を参考にするとよいだろう。ここでは、例として神奈川県立がんセンターでの連携の実際について紹介したい。実際に社会保険労務士へ紹介する場合には、現状の課題を整理するために、就労支援シートを用いて、相談員が相談事を一緒に整理する事前面談を行い、社会保険労務士へ橋渡しをしてより有効な相談ができるようにしている。今後の見通しを含むがんの病状や治療の内容に関しては、相談員が入ることで情報共有できたり医師に確認すべきことの整理につながる。社会保険労務士との面談の前後で情報共有を行うことはもちろん、可能であれば面談に同席して協働して支援していくことが重要である。

　また、専門家の中でも得意分野（企業の顧問として労働保険や社会保険に詳しい、年金相談や障害年金の申請手続きに詳しいなど）がある。連携をしていく中で専門家の強みがわかっていくので、相談者の課題によって、どの専門家につなぐことがより有効かを考慮する。

　ハローワークとの協働事業では、就職ナビゲーターによる出張相談をしており、事前面談などは基本的に上記と同様に行っている。求職相談は継続的に行うことが多いため、初回のみ病院の出張相談を利用し、その後、ハローワークでの相談へ移行する方もいれば、外来通院に合わせて病院内での出張相談を継続する方もいる。また、電話相談を受けて直接出向いてもらうほうが相談者にとってメリットがありそうな場合は、長期療養者就職支援事業を行っているハローワークを案内することもある。

　自施設で定期的に就労の専門家による相談窓口が設けられていない場合でも、個別の出張相談ができるかどうか、近隣のがん診療連携拠点病院で取り組みを行っているところはあるか、長期療養者の就労支援を行っているハローワークの相談窓口はどこにあるのか、といった具体的な情報があれば、専門家の支援へ橋渡しができる。具体的な情報がわからない場合には、がん相談支援センターの相談員同士で連絡を取り合い、相談者に必要

な情報提供を行うこともできるだろう。

　医療者でも患者・家族でも、病院内で就労の専門家へ相談できることを知らない方は多いので、ポスターの院内掲示、病院ホームページへの記載、病院広報誌、市民だよりへの掲載など、院内外で啓発していくことも重要である。

3）患者会、ピアサポート

　前項までは、医療者や就労の専門家による支援について述べてきた。がん体験者同士が就労に関する不安や悩み、実際の体験談を共有することで、気持ちが楽になったり具体的な情報が役に立つことにつながることがある。また、就労継続が難しく社会とのつながりがなくなってしまったと感じている患者が、患者会へ参加することで自身の居場所や新たなつながりを持つこともある。会のあり方は個々の特性があるため、患者自身が選べることが必要である。就労に関する悩みは比較的若年のがん患者が抱えやすい課題であり、相談員としては、自施設や地域でどういった患者会・ピアサポートの場があるのか情報を持っていると紹介することができる。

　　　　　　　　　　　　　　　　　　　　　　　　　　　　　（勝呂加奈子）

●引用・参考文献
1) 国立がん研究センターがん対策情報センター編集・発行：がん専門相談員のための学習の手引き〜実践に役立つエッセンス〜　第2版，p.22-25，2014.
2) 前掲1)，p.24.
3) 厚生労働省ホームページ：がん対策推進基本計画＜平成24年6月＞.
4) "相談支援プロセス"を学ぶ効果的研修プログラムのあり方の検討：平成21年度厚生労働科学研究費補助金（がん臨床研究事業）「相談支援センターの機能の強化・充実と地域における相談支援センターのあり方に関する研究」報告書（研究代表者：高山智子），p.32，2010.
5) 高橋都：がん治療と就労の調和，日本職業・災害医学会会誌，63(6)，p.351-356，2015.
6) 国立がん研究センターがん対策情報センター「がん情報サービス」ホームページ：社会保険労務士との連携のヒント集.

II 職場との連携のこれから

1. 治療と仕事の両立への支援に向けた連携のあり方

　治療と職業生活の両立支援の連携においては、患者を通じての主治医との情報共有や、同意の下での産業医、保健師、看護師等の産業保健スタッフや人事労務担当者と主治医との連携が必要になる。そこには、「医療機関」「企業」、家族や友人をはじめとするコミュニティ「地域」の3つのフィールドがあり、さまざまな「登場人物」が存在している（図4-1）。

図 4-1　がん就労者を取り巻く関係者（登場人物）

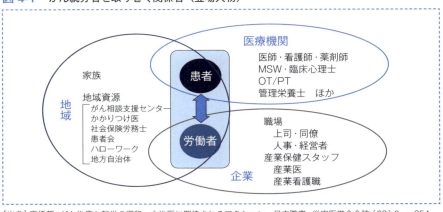

[出典] 高橋都：がん治療と就労の調和―主治医に期待されるアクション，日本職業・災害医学会会誌（63）6, p.354, 2015．

表 4-3　両立支援プランに盛り込むことが望ましい事項

① 治療・投薬等の状況および今後の治療・通院の予定
② 就業上の措置および治療への配慮の具体的内容及び実施時期・期間
　● 作業の転換（業務内容の変更）
　● 労働時間の短縮
　● 就業場所の変更
　● 治療への配慮内容（定期的な休暇の取得等）等
③ フォローアップの方法およびスケジュール（産業医等、保健師、看護師等の産業保健スタッフ、人事労務担当者等による面談等）

[出典] 厚生労働省：事業場における治療と職業生活の両立支援のためのガイドライン（平成28年2月），p.8，2016．

　患者は、がんの確定診断時期より、治療や生活に関する情報も乏しい中で、治療や仕事などさまざまな選択を迫られ、不安や焦りから迷うことも多いが、主役は患者であり労働者である本人である。したがって、本人のエンパワーメントが最も重要になる。一方、職場では、診断書だけでは就業配慮の具体的な内容についてあまり触れられていない現状や、雇用契約や職場規定に対応すると難しい主治医からの意見や本人の希望などで複雑化し、どのようなサポートをすればよいのか戸惑うことも多い。そのため、がん患者本人が自分の病状をよく理解し、制度やリソースの活用について知ることができ、必要な支援を自分で職場から引き出していくことができるようにすることが必要である。がんの種類や進行度が同じであっても、がん治療や治療に伴う症状等は労働者によってさまざまであり、両立支援に当たっては、特に個別性に配慮した対応が必要とされる。そのため、がん相談支援センターでは、主治医とともに、本人の状況理解を助け、説明力や交渉力などのコミュニケーション力や問題解決能力の向上への支援が重要になる。

2．支援の実際のポイント

　治療と職業生活の両立支援を行うためには、症状、治療の状況等の疾病に関する情報が必要となる（表 4-3）。しかし、これらの情報は個人情報であることから、労働安全衛生法に基づく健康診断において把握した場合を

表 4-4　がん告知から復職するまでに、本人が知っておく必要があること

- ■利用できる制度を確認する
  - ●就業規則に則った企業内制度
  - ●医療保険などの公的制度
- ■労働条件を確認する
  - ●労働法の考え方を知る
  - ●雇用にかかわる社会保障制度を知る
- ■今後の見通しを把握する
  - ●病状とこれからの治療について
  - ●治療のスケジュールと起こり得る副作用など
  - ●治療中に注意すべきこと
- ■会社に伝える
  - ●誰にどこまで伝えるかを決める
  - ●自分の状況や見通しを定期的に報告する
- ■仕事に対する価値観を確認する
  - ●仕事に対する気持ちを整理する
  - ●仕事の優先順位を見直す
  - ●必要なら新しい仕事を探す

［出典］山内英子（研究代表者）：Working　Survivor's　Note（平成24年度厚生労働科学研究費補助金がん臨床研究事業「キャンサーサバイバーシップ治療と職業生活の両立に向けたがん拠点病院における介入モデルの検討と医療経済などを用いたアウトカム評価～働き盛りのがん対策の一助として～」），2013を基に作成

除いては、事業者が本人の同意なく取得してはならないことになっている。特に、がん患者は自分の病名開示において限られた上司のみなど繊細な対応を求めることも多く、健康診断または本人からの申出により事業者が把握した健康情報については、取り扱う者の範囲や第三者への漏洩の防止も含めた適切な情報管理体制の整備が必要となる。

がん告知から復職するまでに、本人が知っておく必要なことを表4-4に示す。

3．治療時期に応じた連携のあり方

事例を交えながら連携のあり方を紹介する。

1）がんと診断されたとき

診断期に効果的な連携をはかるためには、次の4つの視点で患者とともに情報整理する。これらのプロセスの中で、医師に確認すること、依頼すること、職場の上司に依頼すること、人事に確認することなど必要な作業が整理できる。

①情報を整理する

●治療に関連すること　　　●仕事に関連すること

●「働くこと」への希望や思いについて　●社会環境に関すること

②利用できる制度を確認する（表4-5参照）

　利用できる制度が明確になると治療や通院・復職のスケジュールも具体化しやすい。

③今後の見通しを把握すること

　会社側が知りたいのは、今後の見通しと本人の気持ちであることを本人に伝える。

④会社へ伝える範囲を決める

　会社側の理解と協力は、各種制度を利用するにおいても、業務遂行への協力や配慮においても必要である。一方で、病名の開示で働きにくくなるなど、繊細な問題も含んでいる。

CASE ●「会社へ伝える」支援の実際

　42歳、男性、肺がん。事務職、正規雇用。

　がんの告知を受け、休みについて人事部に確認した。また、職場の同僚で仲の良い友人に病名を伝えたところ、心配をしてくれると同時に、驚きや"かわいそうに"と思われる反応に、どんどん自信を失っていった。

　上司に休暇の相談をするにあたり、「自分はきっと泣いてしまう。泣いてしまうことで病状が深刻だと誤解されて受け止められることも不安だ。どうしたらきちんと説明できるのか」と悩み、がん相談支援センターに相談に来室した。壊れてしまいそうな自分を支えている思いを傾聴し、まず、担当医に診断書を書いてもらい、さらに自身で、病名、治療スケジュール、今の仕事への想い、休暇の希望を文書にして提示しながら説明することを勧めた。

　上司との面談は、たとえ泣いてしまっても翌日に顔を合わせなくて済むように、金曜日の夕方としてもらうことも提案した。予想どおり泣いてしまったが、伝えるべきことがきちんと伝えた。病名が知られるのは限られた人になるように、他の職場スタッフには「病気でしばらく休む」との説明対応の徹底を約束してもらった。

表 4-5 利用できる制度チェックシートの例

利用できる制度チェックシート　　記入日：平成　　年　　月　　日（　　）

あなたが勤務している会社の社内制度について確認してみましょう。
まず、以下の書類を手元に用意しましょう。
会社の人事担当の方に協力を求めてみるのもよいでしょう。

☐ 就業規則　　☐ 雇用契約書　　☐ 労働条件通知書

（1）契約期間
　☐ 期間の定めなし
　☐ 期間の定めあり（　　年　　月　　日 ～　　年　　月　　日）

（2）契約更新の有無（「期間の定めあり」の場合）
　☐ 自動的に更新する　　☐ 更新する場合があり得る　　☐ 契約更新はしない

（3）労働時間
　始業時刻（　　時　　分）　終業時刻（　　時　　分）　休憩時間（　　　　）分
　☐ フレックスタイム制　　☐ 交替制やその他特殊な労働時間制による

（4）所定休日
　定例日：毎週（　　　　）曜日、国民の祝日、その他（　　　　　　　　）
　非定例日：週・月当たり（　　　　）日、その他（　　　　　　　　）

（5）休暇
　☐ 年次有給休暇：現在の残日数（　　　）日、次回（　　　）月（　　　）日に（　　　）日付与
　☐ 半日休暇：年間の取得限度（　　　　）日まで
　☐ 時間単位有休休暇：年間の取得限度（　　　　）日まで
　☐ 積立休暇（未消化分の年次有給休暇を積み立てて、傷病に利用できる制度）：（　　　）日
　　　現在の残日数（　　　　）日
　　　※他の休暇（年次有給休暇など）との優先順位について
　　　（　　　　　　　　　　　　　　　　　　　　　　）
　☐ 傷病休暇：（　　　）日　　現在の残日数（　　　　）日
　　　休暇中の給与の支給（　有（　　　）％　・　無　）
　☐ 休職制度：期間（　　　　）か月／年　　残り（　　　　）か月／年
　　　休職中の給与の支給（　有（　　　）％　・　無　）
　☐ その他の休暇
　　　（　　　　　　　　　　　　　　　　　　　　　　）

（6）その他
　☐ 短時間勤務制度：1日（　　　）時間　利用可否（　できる　・　できない　）
　☐ 時差出勤制度：利用可否（　できる　・　できない　）
　☐ 在宅勤務制度：利用可否（　できる　・　できない　）
　☐ 時間外労働の制限（　あり　・　なし　）

［出典］山内英子（研究代表者）：Working Survivor's Note 02　通院しながら働く―入院から外来へ（平成24年度厚生労働科学研究費補助金がん臨床研究事業「キャンサーサバイバーシップ治療と職業生活の両立に向けたがん拠点病院における介入モデルの検討と医療経済などを用いたアウトカム評価～働き盛りのがん対策の一助として～」）, p.10, 2013.

2）通院しながら働くとき（入院から外来への移行）
①利用できる制度を確認する（表4-5）

　治療をしながら仕事を継続していく上で欠かせない情報に、各種の利用可能な「制度」がある。下記を確認する。

　⑴勤務している企業の就業規則
　⑵加入している医療保険の公的制度

②休職中の過ごし方をアドバイスする
⑴会社とのコミュニケーション

　自分の見通しを会社に定期的に報告することを勧める。休職中の場合は、月に1回、給与明細書などの書類が会社から届く。会社に、必要な税金や社会保険料を支払うなど会社とのやり取りが生じることになる。会社側も、体調を心配しどのように接してよいのか迷っていることも多い。ちょっとしたコミュニケーションが、復職したときの、働きやすい環境をつくることにつながる。

　アドバイスは具体的に行う。例えば、メールを利用した近況報告がある。

＜メールの書き方例＞
　＊＊＊＊様

いつもお世話になっております。
明細書を受け取りました。ありがとうございます。　　（まずお礼を）
……

＊月＊日付けで＊＊銀行から振り込みをしましたので、ご確認をお願いします。
みなさんはお元気ですか。
私のほうは、薬を使った治療が折り返しを迎え、　　（今の状況と見通しを示す）
……
少しずつですが副作用との付き合い方もわかってきたところです。
あと半年、復職に向けて、心と体を整えていきたいと思います。　　（自分の意思を明記する）
……
また来月もお手数をおかけしますが、よろしくお願いします。

(2)復職への準備

a) 生活リズムを整える（生活日記の記載）

　休職中は生活習慣が乱れがちであり、「体力は大丈夫か」「職場のみんなにどのように話そう」など、復職の日が近づくごとに不安感が増してくる。企業によっては、産業医との面談や上司、人事担当者との面談が行われる。その際、日常生活の行動を記載して報告することが求められることも多い。表4-6に記載例を示すが、基本的に書き方は自由である。ただし、以下の3点がポイントであることを説明する。

- 出勤することを想定した時間にきちんと起きられているか。
- 出勤している時間帯に生活できているか。
- 疲れの度合いはどのくらいであったか。

b) 復職に必要な書類の準備をする

　下記をポイントに支援・アドバイスをする。

- 何の書類が必要かを、休職中に人事担当者へ確認することを勧める。
- 復職に際して、職場に働き方の配慮を求めたいときは、主治医とよく相談し診断書に記載してもらう。

CASE ●「診断書」を"意見"に昇華させる支援

　35歳、女性、乳がん。化粧品・健康食品関連会社の接客業、派遣社員。

　乳がん手術後に術後抗がん剤治療となり1年間の休職をとった。ホルモン療法も開始された。復職予定2カ月前、手足の末梢神経障害や記銘力の低下、抗がん剤の副作用症状とホルモン療法に伴うめまいなど自分でも予測ができない症状に不安を抱く。最初の産業医と人事担当者との面談で、これまでのようにヒール靴を履いた長時間の立ち仕事での復職は困難と、本人が事務系に異動を希望した。すると産業医から、「どのような治療が行われているのかわかる情報がほしい」と求められた。

　次回の外来治療は4カ月先であった。急ぐ気持ちと不安から、がん相談支援センターを訪れた。相談員は、主治医に報告し、診断書ではなく、「診療情報提供書」を産業医宛に作成してもらい、それを提出することを提案した。そして患者本人の口からも、その情報提供書を基に、これま

表 4-6　生活日記帳の例

〈私の生活日記帳〉　記入例を参考に、一日の活動を下の欄に記録し、「達成感」、「楽しさ」、「疲労度」に○をつけましょう。気づいた事があればメモを残しましょう。

記入例	月　　日	月　　日	月　　日
5：00			
6：00			
7：00　起床			
8：00　朝食			
9：00　出勤			
10：00			
11：00			
12：00　昼食			
13：00	休職中の場合は、「図書館で2時間」「自宅の机で2時間デスクワーク」など復帰後のイメージがつきやすいように記載		
14：00			
15：00			
16：00			
17：00　終業			
18：00			
19：00　帰宅			
20：00　夕食			
21：00			
22：00			
23：00　就寝			
24：00			
1：00			
2：00			
3：00			
4：00			
達成感 1 2 3 ④ 5　楽しさ 1 2 ③ 4 5　疲労度 1 2 ③ 4 5　【MEMO】	達成感 1 2 3 4 5　楽しさ 1 2 3 4 5　疲労度 1 2 3 4 5　【MEMO】	達成感 1 2 3 4 5　楽しさ 1 2 3 4 5　疲労度 1 2 3 4 5　【MEMO】	達成感 1 2 3 4 5　楽しさ 1 2 3 4 5　疲労度 1 2 3 4 5　【MEMO】

[出典] 山内英子（研究代表者）：Working Survivor's Note 08　ワーキングシート　働き続けるためのサポートツール（平成24年度厚生労働科学研究費補助金がん臨床研究事業「キャンサーサバイバーシップ治療と職業生活の両立に向けたがん拠点病院における介入モデルの検討と医療経済などを用いたアウトカム評価～働き盛りのがん対策の一助として～」），p.12, 2013．

での経過と現在の体調を説明するように話した。
　その後、産業医より診断書の提出指示が本人に伝えられ、主治医に以下のような診断書を作成してもらい提出した。

> 診断名：左乳がん
> 附　記：治療後は順調に軽快しており、職場復帰は可能と判断する。術後の後遺症、ホルモン療法による副作用症状などもあり、本人は日常生活を工夫しながら過ごしている。通常勤務においては、残業は控えるなどの配慮が望ましいと判断する。
> 　上記のとおり診断する。

　厚労省ガイドライン「事業場における治療と職業生活の両立支援のためのガイドライン」(2016年2月)では、事業者が就業上の措置等を決定・実施する場合、主治医・産業医等の「意見」を勘案すると示されているが、「診断書」をベースに対応しているのが現状である。また直接、担当医と産業医が連絡を取り合うことは多くはない。加えて、診断書はあくまで病気に関する診断情報を示したものである。そのため診断書の内容を本人にも見てもらい、どのような後遺症や副作用で、どのような工夫をし、どのような配慮を希望するかを、患者本人から産業医や人事担当者に伝えるよう説明した。
　本事例では、復職に際して事務系の部署への異動が決まった。
　医療者ができること、産業医ができること、企業ができることを、どのように連携をとり、本人にも職場にもよい環境で就労支援ができるかを考えると、治療も生活も心理的サポートもコーディネートできる産業保健師とがん相談支援センターの看護師との連携は、本人のエンパワーメントにもよい影響をもたらす。

3) 働き方・働き場所の変更
　治療後、仕事に対する価値観や目標が変わったり、体力的に仕事の継続が難しくなり、転職せざるを得なくなる場合もある。
　以下の点を、本人に確認することは重要である。
- これまでの職務経験、スキルや興味がどう生かせるか？

- 新しい仕事のために訓練が必要か？
- 訓練に必要な資金はあるか？ 教育訓練給付は活用できるか？
- 新しい仕事の採用状況（景気動向）はどうなっているのか？
- 役職の低いポジションでも受け入れることはできるか？
- 最低限必要な年収はいくらか？
- 家族の理解は得られるか？

　単に「履歴書を送る」「面接をする」だけでなく、転職先がどのような景気状態で、どのような人材を求めているのかの情報収集も重要である。転職を考える場合は、やめる前に、ハローワークや企業の産業カウンセラー、キャリアカウンセラーに相談することを勧める。

①よくある質問1：履歴書の「健康状態」の欄には、どのように書けば？

　履歴書の「健康状態」の欄に書くべきことは「現在の健康状態」で、既往歴や病名を書く必要はないことを本人に説明する。会社にとって必要な情報は、その人は業務に耐え得る「健康状態」にあるのかで、主治医が就労への問題がないと判断した際には、「健康」と記入して問題はないことを伝える。応募書類は、面接採用につなげるためのツールで、社会的治癒と医療用の治癒は別であることも説明する。

②よくある質問2：キャリアブランク（離職期間）をどのように説明したら？

　キャリアブランクは、「病気」が要因で起きるとは限らない。「病名」をとりわけ気にする必要はないことを話し、そして次の点を参考にした説明を提案する。

- 数カ月間、休職していた場合は、職歴を「年単位」で記入する（月順ではなく年順に並べることで、休職期間を目立たせないようにしてみるアイデア）。
- スキルや成果を「職種単位」でまとめる（履歴書のほかに職務経歴書を添付すると好印象になる）。

③よくある質問3：面接で、がんのことをどのように話せば？

　サポートグループや個別相談において、とても多い悩みが「再就職先にがんのことをどこまで話せばよいのか」ということである。面接での事例を紹介しながら解説する。

CASE ● 病名未申告の「後ろめたさ」への支援

47歳、男性、大腸がん。

3年前に大腸がんの診断を受けたTさんの相談は「転職活動で面接のときに、病気のことを言ったほうがよいのか。治療は終わったが、現在も経過観察中で治ったわけではないし、どう答えたらよいのか」ということと、「治療中は仕事をしていなかったため履歴書の中でこの空白期間のことを聞かれたとき、素直に、病気の治療中でしたと言ってしまってよいのかどうか。何かアドバイスがほしい」というものだった。

大腸がんの術後補助療法の抗がん剤治療の副作用で、末梢神経障害で手足のしびれに悩んでもいた。立ち仕事ではない事務系の仕事への転職がよいこと、ハローワークに行けば、職務経歴書の記載方法の書き方指導も受けられることを紹介した。

無事、ある事務系の採用が決まった。ところが、がん治療後であることを伝えていないことが後ろめたく、断ってしまった。

その後、再度、医療事務に応募。今度は面談で、がんに罹患し、経過観察中であることを伝えた。先方から、「問題ない」と即日採用決定の返事をもらった。「ホッとした」と涙をこぼしながら報告に来てくれた。

病気のことを言ったら採用してもらえないのではないか、ということは、誰もが悩む。言わないほうが賢明だという考え方もあり、言わないことに後ろめたさを感じてしまう考え方もある。正解はなく、採用面接の場合、「面接官は、どんな能力やスキルを持っていて、どんな貢献をしてくれるのか」に一番興味があることを本人に伝える。

現実には、「がん経験者である」「がんの治療中である」ということで不採用通知を送ってくる会社はある。しかし、一歩を踏み出すきっかけを見つけることは大切であると本人に伝え「私は以前、健康上の理由で休職していましたが、今は健康状態も良好です」と、過去ではなく将来について語るように話す。そして、企業が必要とする情報は「配慮すべき事柄」であって「病名」ではないことをしっかりと本人に伝えることが重要である。

CASE ● 病名未申告の「強い不安」への支援

32歳、女性、乳がん。

面接で病名を公表せず採用が決まった。働き始めると、職務を遂行できる健康状態にあるのかを確認する毎年の定期健康診断が大きな負担となっていた。「面接のときに病名を言わなかったから解雇されるのでは」と不安があり、がん相談支援センターに来室された。

相談員は、約束した労務提供ができないような場合を除いて、「病名」だけを健康上の理由で採用を取り消したり、解雇することはできないことを説明したが、不安は大きかった。そこで、人事部に、かかりつけ医の下で管理を受けている旨を伝え、医師の診断書の提出で対応できるかどうかを相談し、問題がないことを確認した。担当医に事情を説明し、病院で検診を受け診断書で提出する方法をとり、毎年、検診時期にがん相談支援センターの看護師が医師と調整した。

3年目の検診時、産業医が女性に代わったのを機に、初めてがんであることを話すことができた。後日、がん相談支援センターを来室されたとき、病名を隠し続けて働きキャリアを重ね手に入れようとした新しい人生への思いや苦難を話してくれた。傾聴し一緒に喜ぶと、「ホッとした」「もう大丈夫！ 壁を超えました！」と、涙と笑顔を見せられた。

乗り越えるまでの時間は個人差があるが、辛抱強く寄り添うことに、がん相談支援センターの重要な意味がある。

CASE ● 患者の夫からの就労相談にも対応

35歳、乳がんの患者の夫。サービス業、正規雇用。

妻が乳がん。手術後3年目、脊椎への転移が見つかった。再び手術を受けたが、術後のリハビリが思うように進まず、3歳になる娘との3人暮らしであった夫は、介護休暇を2カ月取得して、妻のリハビリと娘の育児を行った。

4年後、妻がターミナルを迎える。全身転移で緩和ケア科に通院し、身の回りのことをするのが精一杯。夫は、患者と小学校に通う娘と3人

で過ごす時間を大切にしたいと考えるが、仕事と休暇の取り方について、どうすればよいかとがん相談支援センターに来られた。「治療費や子どもの将来もあるので失業するわけにはいかない。介護休暇は消化済みなので、時短勤務を上司と相談するしかないか」と考えていた。労務的な問題であったため、社会保険労務士にアドバイスを求めた。

　解決策として、やはり時短など会社との相談になること、20時間/週を切ると雇用契約が継続できなくなるため、その点に留意することが示され、そのことを夫に伝えた。また、チャイルドライフスペシャリストにつなげて、夫婦で面談してもらい、夫の気持ちと妻の気持ち、子どもとのかかわり方について話し合う場を設定した。さらに、MSWから、地域の子どもに対するサポート資源の情報も提供した。

　夫は会社と相談し、1日4時間、週5日の勤務体系としてもらい、朝は娘と一緒に家を出て、帰宅は娘よりひと足早く、家で患者とともに娘の帰宅を待つという暮らしに。1カ月後、自宅で妻を看取った。

　がん相談支援センターでの相談は、患者本人だけではなく家族の就労支援も重要な役割となる。相談の陰には、さまざまなかかわりの悩みが隠れている。「身体的（病状）」「心理的（心）」「社会的（暮らし）」の側面に関心を寄せ、声をかけることが必要である。

　がん相談支援センターは、診断確定時から人生の最期のときまでかかわり、がん治療の長い過程の中で、病状の経過に即したライフステージの支援を行うことになる。がん体験者や家族にとって、「働くこと」は経済的な側面だけでなく生きがいであり、その人らしい人生の生き方を支援するという点で重要な意味を持つ。一方で、がん体験者は働くことに対して、「無理をしてストレスになると再発へのリスクが高まるのではないか」「無理もしないと仕事は続けられない」と、不安と希望を合わせ抱いている。治療により起こる、身体的側面、心理的側面、社会的側面いずれも、アセスメントが可能なものである。対話から見えるその人の暮らしや人生、大切な人や価値に寄り添い、各リソースをコーディネートし、各人のかけがえのない人生を、傍らにいて支えるがん相談支援センターの看護師は、が

んサバイバーのセルフアドボカシーを支えエンパワーメントさせる看護そのものであり、社会で生きる患者を支える大きな役割を担う。

(橋本久美子)

●引用・参考文献
1) 高橋都：がん治療と就労の調和―主治医に期待されるアクション，日本職業・災害医学会会誌(63) 6, p.351-356, 2015.
2) 厚生労働省：事業場における治療と職業生活の両立支援のためのガイドライン（平成28年2月），2016.
3) 国立がん研究センターがん対策情報センター「がん情報サービス」ホームページ．
4) 山内英子（研究代表者）：Working Survivor's Note（平成24年度厚生労働科学研究費補助金がん臨床研究事業「キャンサーサバイバーシップ治療と職業生活の両立に向けたがん拠点病院における介入モデルの検討と医療経済などを用いたアウトカム評価～働き盛りのがん対策の一助として～」），2013.

がんの局面ごとの支援のポイント

5章

Ⅰ がんサバイバーシップと就労支援

1. がんサバイバーシップからみた就労支援

　がん（悪性新生物）は1981年から日本人の死因第1位であり、現在、日本人の2人に1人ががんになる時代である[1]。がんの診断や治療の発展に伴い5年相対生存率は増加し[2]、進行がんであったとしても、うまく病状をコントロールしながら病気と長く付き合うことができるようになった。

　近年、がんサバイバーシップが注目されているが、これは、がんを体験した人々が、がんの治療後に生きられた年数や生存率にとらわれながら、その人にとって大事なことを犠牲にし、つらい治療にだけエネルギーを注ぐという生き方ではなく、自分の人生を自分で考え、自らの力で選択し、がんとともに今を生きようとする能動的で主体的な生き方である[3]。がんの治療を受けた後も、がんサバイバーは周りの人間関係やライフイベントの中で数々の苦悩や感情を抱えている。治療の時期や再発期以降の時期だけではなく、すべての時期においてがんサバイバーの体験に目を向け、病気や治療とその人の生活とをうまく両立させていく視点が重要になった。

　中でも、働くことは人生の中で重要な意味を持つが、がんという病気は死や苦悩を連想させる脅威的なインパクトを人々に与えるため、「がんとわかってすぐに仕事はやめました」「周りに迷惑をかけてしまうから、仕

事をやめようかと思って」と、がんの診断後は仕事の優先順位は下がり、働くことを犠牲にすることも少なくない。もちろん、これには症状のつらさや病気の深刻度も影響するが、少なくともこれまでの医療の中では、がんの就労問題は顕在化した問題になりにくかった。2013年の研究によると、仕事に関する悩みは①体力の低下、②病気の症状や治療による副作用や後遺症による症状、③通院や治療のための勤務調整や時間休の確保、④仕事復帰の時期、⑤経済的な問題、⑥外見の変化、⑦病気の症状や治療による副作用や後遺症への対処方法、⑧職場の上司や同僚、取引先への説明の仕方などが報告されており[4]、社会を挙げて取り組む課題となっている。

　2012年の第2期がん対策推進基本計画においてがんの就労支援は重点課題となり、がんとともに暮らしやすい社会の構築が求められるようになった。就労支援を考える上で、がんサバイバーシップの考え方から1つの示唆が得られるのではと考え、ここでは、がんサバイバーのセルフアドボカシーの観点から見た就労支援と、がんサバイバーが体験する時期別の就労支援について考えてみたいと思う。

2．がんサバイバーのセルフアドボカシーと就労支援

1）セルフアドボカシーとは

　セルフアドボカシーとは、がんという窮地に追い込まれた人が、困難な状況の中にあっても自己のコントロール感を取り戻し、病気や治療と正面から向き合う姿勢や力のことである[5]。従来のアドボカシーは相手を擁護するという意味合いが強かったが、セルフアドボカシーは、がんサバイバーを弱者としてではなく、自己の意思をはっきりと持ち、それを主張する強さを持つ者と捉えている。すなわち、自分自身のために自らの足で立ち、他の人々や社会に対し自己主張していくことであり、自分らしい生活や生き方を選択し決定していくことである。がんサバイバーが自らのセルフアドボカシーの力を発揮して、がんと就労に関する問題にも取り組めるような支援が求められる。

　また、セルフアドボカシーは自分のためだけではなく、他のサバイバーのサポートのためにも使用されている。職場との交渉の仕方や雇用面接時

のコツなど、他のサバイバーから発信された情報は体験に基づく貴重な情報である。さらに、がんの就労問題の現状や支援の必要性を社会に訴えたり、政策や公的研究への働きかけを行うなど、公共に向けたアドボカシー活動も行われている。

2）就労におけるセルフアドボカシーの発揮

セルフアドボカシーの力を高めるプログラムは、1990年代後半に米国の国立がんサバイバーシップ連合（NCCS；National Coalition for Cancer Survivorship）とがん看護協会（ONS；Oncology Nursing Society）、がんソーシャルワーク協会（AOSW；Association of Oncology Social Worker）が共同して作成した心理教育プログラムである Cancer Survivor Toolbox® がある[6]。その中で基本技能とされているものはコミュニケーション（communicating）、情報探求（finding information）、意思決定（making decisions）、問題解決（solving problems）、交渉（negotiating）、公に権利を主張すること（standing up for your rights；assertion）の6つがあり、それぞれの能力を高めるためのプログラムを提供している。音声データを聞いたり文章を読んだりして勉強することもできるし、グループセッションに参加して学ぶこともできる。この中でも特に就労問題に関連すると思われるものについて、以下に述べる。

①情報探求

がんとともに生きる過程において、自分の状況を理解して自分らしい選択を行い、より質の高い生活を送るために情報は欠かせない。がんサバイバーの情報に対するニーズは、最初の診断期だけではなく全ステージに及んでおり、病気や治療に関することから心理社会的な情報まで多岐にわたる。また、病気や治療の仕事への影響を知り、今後の仕事の調整や経済的な準備を行うためには、医学的な内容だけでなく、労務関連や社会保障に関する情報も必要となる。

情報収集は医療者からの説明やパンフレット、本やインターネットなど多くのツールがある。また、近年は患者会などで同じような体験をした人同士が情報交換を行うピアサポートの場も増えている。しかし、現代は多くの情報が氾濫しており、自分が必要としている情報を得ることは簡単で

はない。サバイバーには、情報を主体的に選択、収集、活用、発信し、情報機器を使って論理的に考える情報リテラシーの力が必要な時代となっている。

　Cancer Survivor Toolbox®のプログラムでは、習得目標として(1)がんの種類別、治療法別に自分に必要な情報をみつけられること、(2)信頼できる専門家の情報を得ること、(3)セカンドオピニオンの探し方を知ること、(4)最新のがんの治療法を探索できるようになること、(5)適切な種類と量の情報に基づいて、判断できているかどうかわかること、を挙げている。

　これまでの情報支援は、医療者が必要と考える内容を情報提供として患者や家族に提供していたが、これからの情報支援は、自分が必要としている情報を得て、内容を理解し吟味して選択するというがんサバイバーの情報探求を支援すること、すなわち、知ることを支援するというかかわり方が、セルフアドボカシーの視点から重要になると思われる。

②コミュニケーション

　コミュニケーションは人間関係における基本的なスキルであり、当然、職場でも必要なスキルである。Cancer Survivor Toolbox®のプログラムにおけるこの項の目標は、"自分はこうしたい、自分はこう思う"ということを、職場の上司や同僚、労務関連の人々などに理解してもらうための有効な方法を使って、今よりいっそう職場の人々とがんや仕事について話ができることである。コミュニケーションに必要な5つの力として、(1)アサーティブである（自己主張できること）、(2)"私は"メッセージを使う、(3)積極的に聞く、(4)自分が言葉で言ったことと、言葉以外の表現で伝えたことが一致していること、(5)自分の感情を見つめ表現する力がある。診断から治療終了まで仕事を継続できた人の一番の理由は、上司や同僚、仕事関係など周囲の理解や協力と、家族など会社以外の人々の支えだったとの研究結果があり[7]、これらはコミュニケーションによる良好な人間関係の結果ともいえるだろう。

③意思決定

　がんサバイバーシップの過程は、さまざまな意思決定の連続といっても過言ではない。就労に関しても、仕事をやめることや新しく職を探すこと、

仕事内容の変更など多くの意思決定の場面がある。「病気がわかって気が動転し、仕事どころではないと思ってすぐにやめてしまい、後悔しています」と、そのときの状況を語るサバイバーの話もあるように、意思決定はそのときの精神状況に影響を受けるため、病気に対する衝撃や不安、抑うつ感などの心理状況も考慮して意思決定のタイミングをはかる必要がある。

Cancer Survivor Toolbox® のプログラムでは、(1)意思決定様式を明らかにする方法と、(2)恩恵と負担の理由づけをする方法を用いて、選択を行うときにどう考えればよいのかを紹介している。

④交渉

治療と仕事を両立していくためには、職場の上司や同僚、労務管理の人々に働き方の交渉を行うことが必要となる。交渉とは、働き方の問題について両者で話し合い、1つの同意に到達するよう試みることである。がんサバイバーは上司や雇用者に自分の病気や治療について伝え、自分ができることは何か、休暇取得や仕事内容の変更など配慮してほしいことは何かを伝える説明力が重要となる。また、職場の人々にとっても、がんを体験した人への配慮や接し方がわからないこともある。がんサバイバー自らが必要としているものを手に入れるために、交渉は重要なスキルの1つである。

Cancer Survivor Toolbox® のプログラムでは、交渉スキルのステップとして、(1)情報を集める、(2)プランを立てる、(3)自分の限界を設定する、(4)自分の内なる気持ちに気づく、(5)両者が期待する結果を得る状況を作る（both win）、を挙げている。交渉においては、自分の病気のことを職場の人にすべて話さなければならないわけではないが、嘘をつかず誠実であることは重要な姿勢だと強調している。

3. がんサバイバーシップの時期別にみた就労支援

1）がんサバイバーシップの4つの期節とがんサバイバーの体験

がんサバイバーの体験は以下の4つの期節で表される。「急性期の生存の時期」「延長された生存の時期」「長期的に安定した生存の時期」「終末期の生存の時期」であり、それぞれの時期の特徴に合わせたケアが求められる。以下に、それぞれの時期におけるがんサバイバーの特徴を示す（図 5-1）。

図 5-1　がんサバイバーシップの4つの期節とがんの臨床経過

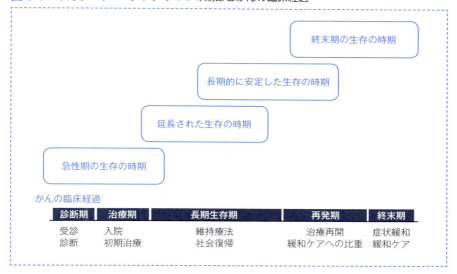

① 急性期の生存の時期

　がんが診断される。自分の病気や治療について知り、これから起こることへの対処を考える。手術療法や化学療法、放射線療法などの初期治療を受け、その後、社会生活に戻る。治療による体力の低下や有害事象、後遺症を抱えながら、これまでの自己の生活と治療との両立について考える。

② 延長された生存の時期

　初期治療が終わり、生活の場が病院から社会へと広がる。次第に治療から離れ、"身を委ねる"から"自分が主体"へと変わる。これまでと違うことによるさまざまな困難に直面するが、折り合いをつけながら生活を再構築し、自分らしさを回復していく時期である。

③ 長期的に安定した生存の時期

　ほとんどが外来通院となり、がんの治療を経て安定した時期である。周りからは変化がないように見えるが、サバイバーが抱える再発への不安は続き、がんから解放されない感覚が続く人もいる。がんの体験によって、これまでと違った価値観や人生観を持ち、新しい生き方を選択していく。また、がんの再燃と対峙する時期でもある。

図 5-2　就労支援における3つの主要なフェーズ

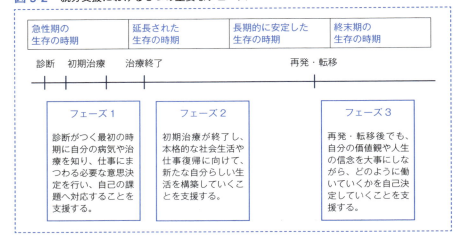

④終末期の生存の時期

　その人の価値観や信念などに沿った治療や療養の選択が行われる。緩和ケアの比重が高くなり、意思決定に家族の意向がより反映されるようになる。死の直前まで"自分らしく生きる"過程である。

　なお、一般的ながんの臨床経過は、がん医療のプロセスの捉え方として我々に馴染みがあるので、図 5-1 では、がんサバイバーシップの4つの期節を、がんの臨床経過に照らし合わせて示している。

2）就労支援における主要な3つのフェーズ

　この時期別に見たがんサバイバーの体験から、就労支援における主要な3つのフェーズを以下のように考える（図 5-2）。

フェーズ1：診断がつく最初の時期に自分の病気や治療を知り、仕事にまつわる必要な意思決定を行い、自己の課題へ対応することを支援する。

フェーズ2：初期治療が終了し、本格的な社会生活や仕事復帰に向けて、新たな自分らしい生活を構築していくことを支援する。

フェーズ3：再発・転移後でも、自分の価値観や人生の信念を大事にしながら、どのように働いていくかを自己決定していくことを支援する。

　これらのどの時期で就労の課題を抱えるかはその人によって違うが、この主要な3つのフェーズは、新たな状況に向けて自分の生き方を再構築し

ていくターニングポイントである。

以下に、フェーズごとの就労支援のポイントを述べる。

①**フェーズ1：診断がつく最初の時期に自分の病気や治療を知り、仕事にまつわる必要な意思決定を行い、自己の課題へ対応することを支援する**

⑴**自分の病気や治療について知る**

　診断がつく最初の時期は、自分に何が起こっているのかということを知るために、本や新聞、テレビ、インターネットなどの媒体から情報を集め、自分の病気や提示されている治療について考える。「わからない」状態は不安を増強させ、自分にとって最善の意思決定を困難にさせるが、自分の病気や治療について理解することは、その後に起こることを予測し対処する力を高めることにつながるため、病気がわかった最初の時期に、しっかりと病気や治療について知ることは重要である。しかし、この時期はがんの診断に衝撃を受けていることが多く、治療が開始されるまでの時間的余裕も少ないため、氾濫する情報の中から自分が必要とする情報を見極めて理解し、重要な意思決定を行っていくことは簡単ではない。そのため、医療者や家族、親戚など周りの人々のサポートが必要となる。

　仕事や育児、介護をしている人にとって、診断がつく最初の時期は、今の仕事をどうしようかと悩む最初の場面である。2013年の調査によると、この時期に仕事を依願退職、もしくは解雇になった人の割合は34.7％であり、10年前とほとんど変化していない[8]。しかし、治療と仕事の両立を考えることができるならば、仕事をやめるかどうかの意思決定も変わる可能性がある。今後の仕事や育児、介護などを考える上で必要な情報は、今後の治療の内容、スケジュール、有害事象や後遺症などの治療情報や、休暇の取り方や報酬への影響などが記載されている職務規程、休業中の保障制度などである。これらを知ることで今後の生活をイメージすることができ、仕事と治療の両立が可能となるかもしれない。サバイバーが十分に考えないままに仕事をやめるということがないよう、医療者はサバイバーが自分のことを知るよう支援し、情報を探求し理解していくよう支援していくことが求められる。

　なお、近年はがんの治療法も複数提示され、その中からサバイバー自身

が選択する状況も増えている。治療選択においては、その人の価値観や生き方だけではなく、仕事、経済面、生活等の状況から意思決定が行われる場合があることも意識しておきたい。

⑵就労支援に対する医療者の取り組み

一方、医療者にも「これから治療が始まるため、仕事どころではない」という認識があり、就労支援に関する知識や情報、就労継続を意識した声かけや説明などの就労支援に関する技量が十分ではないという問題が指摘されている[9]。また、医療費等の支払いや高額療養費に関する経済的な相談の背景に、仕事の問題が潜んでいることもあるため、それを顕在化させて共に考える必要がある。臨床の多くの医療者が、診断や初期治療の時期のがんサバイバーの仕事や育児、介護に関する悩みに関心を寄せ、仕事と治療をうまく両立させていくための対話が求められている。

⑶年代によって抱える問題が違う

働くことにまつわる問題や課題は、ライフステージにおける役割や経済的基盤、社会保障など年代によって相違がある。また、40〜50代の壮年期と70〜80代の老年期では、家族構成や周りのソーシャルサポートの特徴も違い仕事の意味も変わってくる。それぞれの年代の特徴を踏まえた支援が重要である。

⑷治療中や治療後の症状と仕事との関連

がんの主な治療は手術療法、化学療法、放射線療法などの集学的治療であり、近年は多くが外来で行われている。そのため、サバイバーは、入院の日数は減ったが、診察や治療のために病院へ来院する日数が増え休暇の取り方が難しくなった。また、治療による体力の低下や有害事象、後遺症などが仕事に影響し、その職務を継続することが困難になることもある。日本人の特徴かもしれないが、このようなことが起こると「職場に迷惑がかかるから」と、仕事の継続をあきらめようと思うようになる。

まずは、治療を続けながら仕事や社会生活を送るためのコツ、体調の整え方など生活に即した具体的な情報提供と、自分なりの対処法を獲得できるような支援が必要である。職場と交渉して仕事内容や仕事場所を変更する、職場の人々の理解や協力を得る、社会保障制度を活用するなど、治療

と両立するための仕事の仕方、休日の取り方を雇用者と相談する。必要があれば、社会保険労務士や産業カウンセラー、産業医や産業保健師などに相談することもできるため、就労に関する知識を有する専門家との連携が重要である。

②フェーズ2：初期治療が終了し、社会生活や仕事復帰に向けて、新たな自分らしい生活を構築していくことを支援する

　この時期は、治療が完遂したことに安堵を感じる一方で、身体機能の変化やボディイメージの変化によって、これまでと同じような生活ができないように感じ、"できなくなる"ことに否認の感覚や無力感を持つことがある。乳がん患者の調査では、手術直後よりも3カ月後のほうが抑うつ感が高まったという報告もある[10]。また、治療は終わっても再発への不安はずっと持続していたり、分子標的治療薬やホルモン療法など、長い期間にわたって治療が継続されることもあり、がんから解放された感覚がなかなか持てない。

　がんサバイバーはこれらの課題に向き合い、治療による有害事象や後遺症、再発への不安などを抱えながらも、本格的な社会復帰へ向けて新たな自分らしい生活を構築していく。例えば、ウィッグや補正下着、メークをうまく使用したり、通勤途中のトイレの場所を確認しておいたり、仕事の合い間の間食のタイミングをはかるなど、新たな生活スタイルの獲得や拡大に向けてセルフケアの方法を工夫している。

　がん体験はその人の価値観や人生観を変えてしまうような大きな体験である。この時期は、がんの診断や治療を受けた経験によって、これまでの人生やキャリアをあらためて考え直し、自分の生き方や将来プランについて再考し意思決定する時期でもある。がん体験を生かした仕事に就く人もいれば、がん罹患前とはまったく違った仕事を選ぶ人もいて、自己実現の形の1つである仕事を自分の人生の中にどう位置づけるのか、その人の生き様から私たちも教えられることが多い。

　がん罹患後に仕事をやめた人は、新しい仕事を探すことに取り組み始める。治療後の症状や後遺症、通院時間の確保、自己の病気の開示など課題はあるが、ハローワーク相談員などへの相談体制も構築され、新しい生活

への一歩を踏み出す支援は全国に広がっている。

③**フェーズ3：再発・転移後でも、自分の価値観や人生の信念を大事にしながら、どのように働いていくかを自己決定していくことを支援する**

　この時期は死を免れない状況にあるがんサバイバーが、これからの人生をどのように生きるかを考える時期である。最近では、今後の治療や療養から将来への希望に至るまで、がんサバイバーと家族、医療者があらかじめ話し合っていくプロセスである「Advance Care Planning（ACP）」が注目されている。ACPは治療ができなくなってから今後のことを考えるのではなく、治療中からその人がやりたいことを実現できるような治療法や療養方法について考えることを大事にするかかわりである。仕事の継続や中止、家事や育児など家庭内の役割への思い、残された機能の活用など、その人の生き方や価値観に寄り添い、就労に関する意思決定を支援していく。

　病気の進行によりがんサバイバー自身が仕事ができなくなると、生計を立てるための家族の仕事が重要になる。しかし、この時期は病気の進行に対するがんサバイバーへの介護が必要な場面も多くなり、家族自身が自分の仕事と介護の両立に困難を抱えるという問題も発生する。がんサバイバーだけではなく家族の就労問題についても取り組んでいく必要がある。

（近藤まゆみ）

●引用・参考文献
1）国立がん研究センターがん対策情報センター「がん情報サービス」ホームページ：最新がん統計　3．がん罹患．
2）国立がん研究センターがん対策情報センター「がん情報サービス」ホームページ：最新がん統計　4．生存率．
3）F. Mullan：Seasons of survival：Reflections of physician with cancer. The New England Journal of Medicine. 1985.
4）「がんの社会学」に関する研究グループ：2013がん体験者の悩みや負担等に関する実態調査　報告書，2016．
5）近藤まゆみ：セルフアドボカシーを高める支援（近藤まゆみ・嶺岸秀子編著：がんサバイバーシップ　がんとともに生きる人々への看護ケア），医歯薬出版，p.15-20, 2006．
6）NCCS（National Coalition for Cancer Survivorship）ホームページ：Cancer Survival Toolbox®．
7）前掲書4），p.74．
8）前掲書4），p.69．
9）がん患者・経験者の就労支援のあり方に関する検討会：がん患者・経験者の就労支援のあり方に関する検討会報告書（平成26年8月15日），2016．
10）Povlivy J.：Psychological effects of mastectomy on a woman's feminine self-concept. The Journal of Nervous and Mental Disease, 164（2），p.77-87, 1977.

II 診断時の支援

　20歳から64歳までの就労世代は、毎年約22万人ががんに罹患し、約7万人ががんで死亡している[1]。一方、がんの早期発見と治療法の進歩により、日本の全がんの5年相対的生存率は確実に改善してきている。がんは死に直結する病から慢性病に変化しつつあり、がん患者・経験者の中にも長期生存し、社会で活躍している者も多い。しかしながら厚生労働省研究班によると、がんに罹患した労働者の約30%が依願退職、約4%が解雇となり、自営業等の約17%が廃業したことが報告されている[2]。就労可能ながん患者・経験者さえも、復職、就労継続、新規に就労することが困難であると考えられる。患者やその家族は離職により、収入の減少や社会とのつながりを失うことで心理的・社会的苦痛を抱えることになる。そのことから、診断時の就労支援は極めて重要な意味を持つ。

1. がん診断時の苦痛の特徴と意思決定の難しさ

　がんは初期においては症状が乏しいが、進行すると症状が現れ、他の臓器に転移し次第に重篤化することが多い。治療としては病状に応じて、手術療法・放射線治療、化学療法等がある。手術療法であれば術後合併症、放射線治療であれば皮膚障害、化学療法であれば骨髄抑制や脱毛など、治療に伴う身体的な問題が出現する。心理的・社会的側面では、がんに罹患したことにより、仕事の雇用形態の変化や退職等の問題が生じたり、今までどおりに家庭や社会での役割を遂行できなくなることで家族や同僚等に

表 5-1　がん診断直後にがん相談支援センターに来室した患者の声

「がんと言われ、頭が真っ白です」
「先生の説明は、ほとんど覚えていません」
「これからどうなるのでしょうか？」
「今までどおりの生活はできるのでしょうか？」
「治療は早く始めなければいけないですか？」
「今すぐ仕事を辞めて治療に専念したほうがよいでしょうか？」

迷惑をかけ、申し訳ないという思いや自信の低下につながることがある。したがって、患者はがん罹患に伴い身体的・心理的・社会的な問題に直面し心身に苦痛を抱えることになる。診断直後の患者の声（表 5-1）からも、がんの診断時における相談支援・情報提供の必要性は強く感じられる。

目覚ましいがん医療の進歩により、治療の場は入院から外来へ変わりつつある。がん告知が当然となった今日、衝撃を受けつつも治療法を選ぶのは患者と家族である。

- どのような効果が期待できるのか
- どのような副作用や後遺症が、どの程度起こる可能性があるのか
- 再発の可能性はどの程度あるのか
- 治療法に複数の選択肢がある場合には、それぞれの治療法のメリットとデメリットは何なのか

これらを理解して療養生活、就労状況、定期的な通院や治療予定、治療にかかる費用等、多側面の情報の中から納得できる最適な治療法を選ぶことが重要である。なぜならそれは、患者自身で決めた治療法ということで 1 つの自信につながり、気持ちの上でもがんに対して強く向き合えることにもなるからである。しかし、診断直後の衝撃からまだ立ち直れないうちに治療法の説明を受けることが多いため、治療選択に必要な情報を十分に理解してから、納得して治療を決定されているか疑問である。

以下に、がん診断時の支援の実際例として、けいゆう病院の事例を示す。

2．がん診断時の支援の仕組みづくり

当院看護部には、専門・認定看護師で構成する継続看護に関する実践内

図 5-3　がん診断時の支援フロー

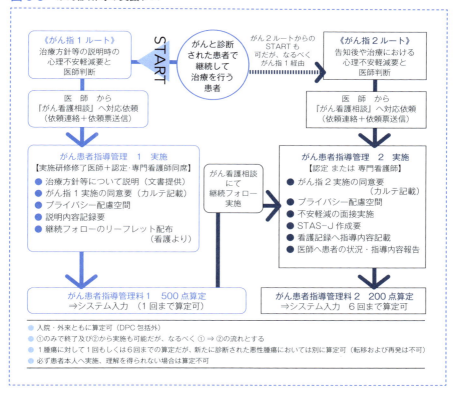

容の検討を行う委員会がある。治療の場は変われども、患者のニーズに即した一貫した看護の提供を目標に活動をしている。委員会メンバーのうち、がんに関連する専門・認定看護師と、医師、外来看護師、医療秘書、医事課事務員等で、がん診断時の支援に向けたワーキンググループを立ち上げた。

　がん診断時の支援とは、がん告知・治療説明時に専門・認定看護師が同席し、治療選択・意思決定の支援、不安軽減の心理的支援を提供することである。ワーキングメンバーで運用方法を繰り返し検討し、「がん診断時の支援フロー」（図 5-3）を作成。2015 年度より運用を開始した。

　運用開始に先駆け、がん診断時の支援内容や運用方法について院内周知

表 5-2　がん診断時の支援：周知方法

❶ 外来や病棟に「がん診断時の支援フロー」を掲示する
❷ 院内職員に向けて「がん診断時の支援」の内容と運用方法について、院内情報システムを活用し情報提供する
❸ 診療科のミーティングに参加し、医師に向けて「がん診断時の支援フロー」の活用方法（いつ・誰に連絡をするのか）を明確に伝える

表 5-3　がん診断時の支援：同席時のポイント

❶ 医師の説明内容を把握する
❷ 説明を聞く患者・家族の表情や言動を観察
❸ 患者の急性の身体症状に対する安全性の確保
　（診断・告知時に受けるショックから患者を守るケア）
❹ 心理面への支援

表 5-4　がん診断時の支援：面談時のポイント

❶ 医師の説明内容に対する理解度を確認（必要時には補足説明を行う）
❷ 疾患・治療内容・治療予定・治療に伴う副作用についての理解度を確認
❸ 副作用対策の説明・セルフケア指導
❹ 患者を取り巻く背景要因の確認（身体面・心理面・社会面）
❺ 就労支援
・就労年代の患者には、「お仕事していますか？」「すぐに仕事をやめる必要はありませんよ」と声かけをする
・雇用形態・業務内容・勤務状況・通勤状況・職場環境などの確認
・今後の治療の見通しや、起こり得る副作用とその対応策について、仕事の内容に即して具体的に説明
❻ 外見の変化に対する支援
・がんの治療による外見の変化は就労の意欲にも影響することから、ウィッグや補整下着やパッド、皮膚障害への対処法について説明
❼ 経済的支援制度の紹介
❽ 相談窓口の紹介
・がん治療を継続していく上で生じる不安や心配事に関して、誰に相談をしてよいのかわからず、1人でまたは家族で悩みを抱えていることがある。特に、就労や経済面については、病院に相談することではないと思っている方が多いため、相談窓口があることを紹介する。

に努めた（表5-2）。ワーキンググループで作成した「同席時のポイント」（表5-3）、「面談時のポイント」（表5-4）に則って行った。

3．診断時の支援の効果

　がん診断時の支援の目標は、以下のとおり定めた。
- 治療によって変化する生活を患者自身がイメージできる
- 納得した治療法を選択できる
- 早まった離職をしない
- 相談窓口を知ること

　すべてのがん患者の診断時に同席ができていないため、目標に近づけているのか検証できていない。しかし、診断時に同席をした看護師の声かけにより、がん相談支援センターへ相談に来られるケースや、離職を考え直したケースがあり、診断時の支援は患者・家族ががんとしっかり向き合う行動につながっていると実感できる。特に就労に関しては、医療者からの声かけの有無により、離職に大きく影響する。仕事への影響が少ないように治療スケジュールを検討したり、勤務先の近くで治療や経過観察が可能な医療機関と連携するなど、仕事と治療の両立を可能にする方法について助言や提案、情報提供を行うことで、早まった離職を思い留めることにつながったケースは複数あった。

4．診断時からの支援の可能性

1）がん患者・家族の就労支援ニーズを把握する

　就労スクリーニング（就労の有無・仕事の調整の可否・経済的不安等は必ずチェックするなど）を導入することにより、ニーズの掘り起こしや見極めの目安となり具体的な支援策を講じることにつながる。

2）医療者、がん患者・家族の、就労継続に向けてできることへの理解を深める

　医療者（主治医、看護師、MSW）が、「就労継続を意識した説明、声かけを強化すること」、がん患者・家族が、「病状や治療について主治医や看護師にわかるまで聞けること」や「支援体制があることを知ること」により、受け身ではなく主体的にマネジメントする力を身につけることにつながる（表 5-5）。これらの取り組みには、看護師の初動が肝心であり、診断時における就労支援の第一歩である。

表 5-5　就労継続に向けてできること

外来看護師	❶ 就労継続を推奨する。「すぐに仕事をやめる必要はありませんよ」 ❷ 相談窓口や相談できる職員がいる場所を伝える。→がん相談支援センター ❸ 関連する医療スタッフに情報提供を行い連携をはかる。
主治医	❶ 就労継続を推奨する。「すぐに仕事をやめる必要はありませんよ」 ❷ 就労の有無を確認し、患者・家族が話しやすい環境をつくる。 　配慮すべき点を確認する（スケジュールや装具など）。 ❸ 相談窓口や相談できる職員がいる場所を伝える。→がん相談支援センター ❹ 治療方針や予測される副作用について、わかりやすく説明し、できるだけ文書にして渡す。 ❺ 必要時、関係スタッフと連携を取り合い、仕事と両立しやすい治療スケジュールを検討する。 ❻ 患者の承諾の下、勤務先の産業保健スタッフや職場関係者と継続的に連携が取れることを伝える。
MSW	❶ より生活に即した視点で相談内容を細分化し、関係スタッフと有機的に連携する（外来・病棟・化学療法室・放射線科など各部門へ患者の希望を伝え情報共有する）。 ❷ 休暇のとり方や労使交渉の相談、雇用規定の読み方、行政手続きの支援など。 ❸ 収入と支出に対する医療費負担の長期的なプラン検討、どのような仕事ならできそうか、いくらあれば生活できるか、どのような自分でありたいかを具現化し、自己覚知をサポートする。 ❹ 就労問題専門職への橋渡し（社会保険労務士、ハローワーク関係者など）、無料相談の紹介、どこから費用がかかるかの説明なども含む。 ❺ カミングアウトすべきか等、職場への報告や立ち場への心理的負担をサポートする。
患者	❶ 自分の病状や進展、治療スケジュール、治療に伴う副作用等により仕事にどのように影響が出るのかを理解する。 ❷ 主治医や看護師に何でも聞けることを知る。 ❸ 受け身ではなく自身が主役となってマネジメントする力をつける。 ❹ 困難なときに相談できる窓口や担当者を確認し、支援体制があることを知る。
家族	❶ 患者の同意が得られる場合、診察に付き添い医師の説明を聞き、病状や治療についてわかるまで聞いて理解する。 ❷ 患者の心理的サポート ❸ 家族のサポートが必要な場合は内容を見極めて調整する。

（田部井一世）

●引用文献
1）厚生労働省ホームページ：がん対策推進基本計画＜平成 24 年 6 月＞，p.32.
2）「がんの社会学」に関する研究グループ：2013 がん体験者の悩みや負担等に関する実態調査　報告書，p.70, 2016.

Ⅲ 治療期の支援：
化学療法（外来化学療法室）

1. 治療期の就労支援のポイント

　化学療法を受ける患者への就労支援のポイントは、その方が治療開始前の早い段階で治療に関する正しい情報を得て治療に臨めるようにすることである。そのために、①患者が、副作用により予測される労務への支障や時間（期間）を理解し、自身で労務に置き換えて考えられるようにすること、②化学療法中どのような資源を活用できるか情報提供しながら一緒に考えること、③患者が雇用主や職場の人々と良好なコミュニケーションが取れるよう支援すること、ではないかと考える。

　化学療法のイメージは、大変つらいものというイメージで、まだまだ長期入院が必要と考える人も多く、通院で受けられるとは知っていても、治療中は仕事などできない、という思いから、がんと診断され告知された時点で退職の道を選択される方が少なくない。しかし、最近の化学療法は、可能な限り通院治療で行われており、術後補助療法としての期間が明確であり、就労を継続できるケースが多くなっている。

　がん患者が、通院で治療を続けながら働きづらいと感じていることは、表5-6にあるように、多くの場合、その問題点を見極め、予防的介入を行うことで良い結果をもたらすことが可能である。進行・再発時の治療の場合は、期間が長期となることが多く、金銭面も含めた就労のサポートが必

表 5-6　就労継続に影響を及ぼした事項

Q：がんによって就労継続に影響を及ぼしたと思われる事項を上位5つお答えください。
n＝300（今から10年以内でがん罹患時に就労していた患者　20歳～64歳まで）

1位	体力が低下したため
2位	価値観が変化した
3位	薬物療法に伴う副作用（脱毛や発疹、関節痛、倦怠感など）
4位	職場に迷惑をかけると思った
5位	通院時間の確保が困難
6位	働くことがストレスに感じた
7位	手術に伴う後遺症（浮腫や発声、排尿障害など）
8位	体力に応じた働き方の選択が困難
9位	主治医から休むように指示された
10位	慢性的な痛み
11位	がん患者と職場に知られるのが嫌だった
12位	職場の無理解
13位	職場でいづらさを感じた
14位	会社からの指示
15位	契約が切れた　契約の延長がなかった
16位	家族の反対
17位	定年退職時期と重なったため

［出典］桜井なおみ：がん罹患と就労調査（当事者編）2016.「がん罹患と就労」調査結果報告書．2016年3月．を筆者が一部改変

要になる。どちらも、治療の内容や期間、副作用の出現時期など治療期特有の時間軸を考慮し、患者と治療前に相談できるようサポートしていく必要がある。

2．がんの部位による化学療法の特徴

　化学療法の場合、がん種に応じた薬剤（レジメン；単剤または複数薬剤による化学療法）の特徴ごとに、支援のポイントがあることを理解することが重要である。治療の内容を十分に理解し、身体へのダメージの程度、副作用の種類や発現する時期・期間を事前に患者が知ることで、職場との調整の際、就労時間の調整、休暇、就労内容などを具体的に考えることができる（表 5-7）。

1）乳がん

　乳がんの罹患者は女性がほとんどであり、また長期間の通院を必要とす

表 5-7　主な化学療法のレジメンによる投与間隔、治療時間の目安

レジメン	薬剤名	1コースの期間	総コース	治療当日の治療時間の目安
乳がん				
AC	ドキソルビシン シクロホスファミド	21日間	4	60分
FEC100	シクロホスファミド エピルビシン フルオロウラシル	21日間	4〜6	90分
術後パクリタキセル	パクリタキセル	7日間	12	90分
術前術後 HER	トラスツズマブ	毎週投与 7日間 3週毎投与 21日間	術前術後 合計1年	90分〜30分
肺がん				
小細胞がん 　シスプラチン 　エトポシド	シスプラチン エトポシド	21日間	4〜6	入院
小細胞がん 　シスプラチン 　イリノテカン	シスプラチン イリノテカン	28日間	4〜6	day8、day15イリノテカンのみ1時間
カルセド	カルセド	28日間	PD まで	5分
非小細胞がん 　シスプラチン 　ペメトレキセド	シスプラチン ペメトレキセド	21日間	4	入院
	ペメトレキセド	21日間	4コース後メンテナンス	10分
非小細胞がん 　カルボプラチン 　パクリタキセル 　BV	カルボプラチン パクリタキセル ベバシズマブ	21日間	6	6時間〜5時間
	ベバシズマブ	21日間	PD まで	1時間
非小細胞がん 　ドセタキセル	ドセタキセル	21日間	PD まで	90分
大腸がん				
FOLFOX	フルオロウラシル レボホリナート オキサリプラチン	14日間	PD まで	治療室3時間+携帯ポンプで持続46時間
FOLFIRI	フルオウラシル レボホリナート イリノテカン	14日間	PD まで	治療室2.5時間+携帯ポンプで持続46時間
XELOX	カペシタビン オキサリプラチン	21日間	PD まで	3時間
Pmab	パニツムマブ	14日間	PD まで	1時間
胃がん				
HER2 陽性 　カペシタビン+シスプラチン+トラスツズマブ	カペシタビン シスプラチン トラスツズマブ	21日間	PD まで	入院
HER2 陰性 　SP 療法	S-1 シスプラチン	35日間	PD まで	入院またはショートハイドレーションで通院治療室6時間
SOX	S-1 オキサリプラチン	21日間	PD まで	2.5時間

二次治療単剤	ドセタキセル パクリタキセル イリノテカン など	投与方法は各医療機関で確認	PD まで	各レジメンを確認

肝がん

ソラフェニブ	ソラフェニブ	内服	PD まで	―

胆道がん

GC 療法	ゲムシタビン シスプラチン	21 日間	PD まで	day1 day8 5.5 時間

膵臓がん

FOLFIRINOX	オキサリプラチン イリノテカン フルオロウラシル レボホリナート	14 日間	減量基準、中止基準に従って継続	
GEM S-1	ゲムシタビン S-1	21 日間	PD まで	
ゲムシタビン+アブラキサン	ゲムシタビン アブラキサン	28 日間	PD まで	
S-1 単剤	S-1	内服 4 投 2 休	PD まで	

卵巣がん

TC＋BV	パクリタキセル カルボプラチン ベバシズマブ	21 日間	6 コース 後に	5～6 時間
BV 維持療法	ベバシズマブ		16 コース	1 時間
dose-denceTC	パクリタキセル カルボプラチン	21 日間	6 コース+α	day1　3 時間 day8 day15　90 分
ドキソルビシン	ドキソルビシン	28 日間	心機能チェックしながら継続	60 分～90 分

子宮頸がん

RT-シスプラチン	シスプラチン	7 日間	5 コース	入院

子宮体がん

AP	ドキソルビシン シスプラチン	21 日間	術後 6～8	5.5 時間

前立腺がん

カバジタキセル	カバジタキセル	21 日間	規定なし	90 分

非ホジキンリンパ腫

R-CHOP	リツキシマブ シクロホスファミド ドキソルビシン ビンクリスチン プレドニゾロン	21 日間	3 コース （＋RT） 進行期 6～8	5～6 時間

多発性骨髄腫

VMP	ボルテゾミブ メルファラン プレドニゾロン	42 日間	9 コース中 （1～4） （5～9）	ボルテゾミブ静脈注射または皮下注射

PD：病勢進行

[出典] 青山剛・東加奈子・池末裕明・川上和宜・佐藤淳也・橋本浩伸編 / 濱敏弘監修：がん化学療法レジメン管理マニュアル 第 2 版，医学書院，2016. を参考に作成

る。罹患年齢は若年層から老年期までさまざまであり、就労年齢の方々も多くかかわる。

　乳がんの化学療法は、外来通院で行われるのが一般的である。社会生活を送りながら治療を行えるメリットがある半面、副作用コントロールや支持療法のアドヒアランスの低下を引き起こす可能性がある。

　レジメンとして、AC療法、FEC療法、EC療法などがある。これらは、脱毛や吐き気、倦怠感、骨髄抑制などの副作用の出現があることが知られる。タキサン系薬剤（パクリタキセルなど）では、末梢神経障害の発現が予測される。

　治療期間は、術前術後のアジュバント療法で8カ月～1年近くを要する。

　副作用の多くはボディイメージを変化させるものである。女性患者が多いことから、脱毛、色素沈着、むくみ、爪の変化などは就労する上で精神的苦痛を伴いやすい。

　吐き気や、倦怠感、骨髄抑制などは近年、制吐剤の進歩やG-CSF製剤の登場により、コントロールしながら治療を継続することができるようになってきたが、治療期には3週間に1回の通院に加え副作用コントロールの通院などを含めると多いときで週に1回の通院が必要になるケースもある。

　脱毛（頭髪だけでなく、まゆ毛やまつ毛も含む）や色素沈着、爪の変化などは、治療前に対策を説明することも1つである。就労支援の一貫としてウィッグの購入費の助成金などの支援を行っている自治体（県、市町村）も増えている。また、化粧品メーカーの協力によりカバーメイクなどの相談会を開催しているなど、就労に向けた支援方法が整ってきている。必要に応じて紹介し、精神的な支援の1つとして役立てたい。

　乳がんの外来化学療法は、診療時間、治療時間とも短い場合が多いため、短時間でもきちんとコミュニケーションをとり、患者が発信する困りごとのサインを見落とさないように心がける必要がある。

2）大腸がん

　XELOX、FOLFOX、FOLFIRI、Pmabなどが代表的なレジメンである。外来で行われる場合は、2～3週間に一度の通院を要する。外来化学療法

室において1〜4時間、6時間かかるレジメンもある。レジメンに合わせ診療日の確保が必要となる。

レジメン投与のための皮下埋め込み式CVポートが造設された患者の場合、携帯型ポンプで薬液を持続注入しながら就労するケースがある。

使用する薬剤に応じた副作用の出現の程度、時期を理解して、自分なりの個々のパターンをつかんでいきながら復職を目指すことが望ましい。例えば、オキサリプラチンでは末梢神経障害が、塩酸イリノテカンでは脱毛、ベクティビックスは皮膚障害、カペシタビンでは手足症候群などが特異的な副作用として知られる。治療を始める前に、仕事の内容等と合わせて主治医と相談し、予防対策を整えることができるとよい。

3）胃がん

術後補助化学療法と切除不能進行・再発胃がんに対する化学療法があり、治療の種類や使用できる薬剤も増えてきた。しかし切除不能進行・再発胃がんでは、化学療法による完全治癒は期待できず、生存期間の延長を目的に行うものとなっている。そのことを念頭に置き、インフォームドコンセントを実施し、就労の程度を検討する必要がある。

代表的なレジメンとしては、HER2陽性胃がんには、トラスツズマブ＋カペシタビン＋シスプラチン療法（3週ごと投与）が標準治療となる。HER2陰性胃がんには、S-1＋CDDP、SOX（S-1＋オキサリプラチン）療法（3週ごと投与）が第一選択肢となりうる。病勢進行、再発後の二次治療以降は、ラムシルマブ、パクリタキセル、ドセタキセル、イリノテカン、イリノテカン＋CDDP、アブラキサンなど数々の治療がある。ガイドラインに列記されているが確立されたものではなく、患者の全身状態を考慮し、治療が選択される。CDDP投与では、投与量に応じて長時間のハイドレーションを要するが、それ以外は入院治療の必要はなく通院治療が可能である。

なお、胃がん治療は栄養摂取の低下に直接結びつくケースが多く、栄養補助の面からのサポートも必要である。

4）肺がん

ファーストレジメンは、シスプラチンベースの多剤併用療法が多く、入

院治療となるケースがある。一方、セカンドライン以降は、ゲムシタビンや、アブラキサン、ナベルビン、イリノテカン、ドセタキセルなど外来通院点滴で投与する薬剤が多く、比較的投与時間が短く、1～3週間ごとの通院で就労しながら治療を続けることが可能である。

経口投与の抗がん剤も種類が増えてきているが、内服する時間に制約がある薬剤があり、生活スタイルに合わせたコントロールが必要になる。

5）肝細胞がん

肝切除以外の治療方法としてラジオ波焼灼術、肝動脈化学塞栓術などの局所療法が中心であるが、これらの治療が適応でない場合に化学療法の適応となる。全身化学療法と肝動注療法がある。

経口抗がん剤としてのソラフェニブトシル酸塩は奏効率も低く、根治治療としては成り立たない。しかし通院治療が可能となるため、QOLを維持する方法を考えサポートしていくことで、就労の継続を考えられる選択肢に成り得る。ソラフェニブトシル酸塩副作用としては、手足症候群、高血圧、下痢、肝機能障害、膵酵素の上昇などが多く出現する。これらは患者の日常生活の質を低下させることに直結し、治療の中断を余儀なくされるケースもある。治療継続を可能とするため、手足症候群を想定して、尿素配合軟膏やステロイド含有軟膏などを予防的に使用し、適切な日常生活での対処方法を指導する。このように就労を支える上では、特異的な副作用に対して治療前からのマネジメントが重要である。

6）胆道・膵臓がん

進行胆道がんの場合は、ゲムシタビン（GEM）単剤療法（GEM単剤）と、GEMとシスプラチンの併用療法（GC療法）の2つが選択肢となる。GC療法はGEM単剤よりも良好成果が期待できると示唆されている。投与はいずれも外来通院治療が可能であり、GEM単剤は「3投1休」、GC療法は「2投1休」の投与スケジュールで行われる。これらを把握し、就労のパターンを検討することが必要である。

副作用は、骨髄抑制や食欲不振、悪心・嘔吐などが代表的であるが、消化器症状に関しては予防的支持薬を適切に導入し、シスプラチンの特徴的な副作用の1つの腎機能障害に注意し、経口的ハイドレーションの励行な

どをセルフマネジメントに組み込むことで就労支援していくことができる。

膵臓がんは、切除不能進行・再発の場合と術後補助化学療法の場合がある。GEM 単剤療法（3投1休）、GEM ＋エルロチニブ療法（3投1休）、GEM ＋アブラキサン療法（3投1休）、FOLFIRINOX 療法（2週ごと）、S-1 単剤（4投2休）が標準治療として位置づけられ、すべて通院治療が可能である。

FOLFIRINOX 療法、GEM ＋アブラキサン療法は、骨髄抑制、発熱性好中球減少症、食欲不振、下痢、末梢神経障害などの副作用が特徴的である。また、すい臓がんの場合は閉塞性黄疸を併発し、胆道ドレナージとしてステントが挿入されていることがあるため、ステントの閉塞による閉塞性黄疸の増悪や、骨髄抑制の時期には胆管炎の併発などを予測しておく必要がある。

また、FOLFIRINOX 療法、S-1 単剤については、下痢の重篤化、エルロチニブによる間質性肺炎、皮膚障害などの特徴的な副作用を理解する。これらの症状は重篤化することがあり、しばしば入院を余儀なくされるため、医療者としても注意が必要であり、また患者自身にも症状の早期発見に努めて医療機関を受診するなど指導する必要がある。

3. 就労支援におけるセルフケア支援

セルフケア支援とは、通院化学療法が予定どおりに実施され、また日常生活に支障ができるだけ及ばないよう患者自身が自分の身体をケアしていくことを支援することと位置づけられる。看護師は、患者が治療を続けながらの副作用のコントロール方法を習得し、それが社会生活（就労）の維持につながるためのポイントを理解する必要がある。

以下に、副作用ごとに列記する。

1）脱毛

パクリタキセル、シスプラチン、アドリアシン、イリノテカン等の薬剤により起こる。脱毛は予防が困難なため、事前に、実際に起こり得るボディイメージの変化に対する対処を教えたり、心理的サポートをすることが必要である。具体的に、どの時期から脱毛が始まり、どのような過程をたど

ることが予測されるのかを治療前に説明し、受けることのできる支援を提示し、ウィッグや帽子の使用方法などの情報を提供する。患者の経済状況によって高額なウィッグの作成の負担が大きい場合があるので、レンタルや安価なウィッグの入手についても提示する。また治療終了後の発毛時期や、発毛の状態なども合わせて説明することで、職場復帰の予定、業務内容の選択なども立てやすい。脱毛は頭髪だけではなく、眉毛、まつ毛といった部分も脱毛するため、メイクによる眉毛の書き方やメガネ使用による目の保護など具体的な生活へのアドバイスも必要となる。

2）吐き気・食欲不振

　吐き気は化学療法を受ける患者が感じる「つらい副作用ランキング」の上位を占め、食欲不振や、味覚障害などとともに日常生活に影響を及ぼす。

　5HT3受容体拮抗薬やNK1受容体拮抗薬といった新しい制吐剤の登場は、患者のQOLを飛躍的に改善し、就労の継続を可能にしている。

　吐き気の程度や予防・対処療法は、制吐薬適正使用ガイドライン[1]を参考に治療ごとに対策をとり、患者とともにコントロールする必要がある。吐き気の感じ方は、個人差があるため患者自身で症状の出る時期や程度などを把握してもらい、薬剤の使用方法や食事摂取の方法などを工夫するよう個別にアドバイスすることで自信につながる。吐き気・嘔吐もなく食事も摂取可能であるが、食思がわかない、おいしくないといった症状を訴える患者に対しては、体重減少や体調に合わせて食事の形態の変更だけでなく、例えば時間に縛られない、栄養補助食品の活用などおいしく食べられる工夫を一緒に考え低栄養にならないようにする。勤務中に補食が必要なこともあるので、患者自身がその必要性を理解して職場に伝えられるようにする。

3）皮膚障害

　フッ化ピリミジン系薬剤による皮疹や色素沈着、最近では分子標的治療薬としての抗がん剤による、ざ瘡様皮疹、爪周囲炎、皮膚乾燥などがある。医療者が考える以上に、患者が見た目の変化に対して周囲の視線などを気にかけており、皮膚障害は心理的負担が大きいとされる。また、症状の悪化に伴う掻痒感や痛みは、睡眠障害など日常生活に支障を生じることを理

表 5-8 薬剤による手足症候群の違い

	フッ化ピリミジン系薬剤	キナーゼ阻害剤
部位	びまん性	限局性
初期症状	感覚異常がみとめられる	紅斑
経過	皮膚表面に光沢が生じ、指紋が消失する傾向がみられる	発赤、過角化、知覚の異常、疼痛
悪化	疼痛	水疱

[出典] 小澤桂子・菅野かおり・足利幸乃監修:理解が実践につながるステップアップがん化学療法看護 第2版, p.230, 学研メディカル秀潤社, 2016.

解する。

　症状出現のパターンやピークなどを知り、予防法、対処法を検討し、治療前から保湿などで皮膚環境を整える。症状出現後は、皮膚科など専門的介入が早期の改善や増悪防止につながり、がん化学療法の中断、中止といったことを防ぐことができる。

　また、手袋やマスク、スカーフなどの使用で、皮膚の変化に対する他者からの視線への恐れを緩和する。症状のピーク時には、炎症を助長させない清潔の保持、ステロイド外用薬の使用などのセルフケアが重要である。スキンケア行動の習慣のない人や関心のない人など個人差があるため、生活習慣や仕事の内容を考えたケア方法を提案し習得させて、就労の妨げにならないよう工夫する。爪のケアとして、爪の切り方や爪周囲炎の緩和にスパイラルテープ法なども実践で指導し、セルフケアをサポートする。

　手足症候群は、フッ化ピリミジン系抗がん剤、分子標的薬のキナーゼ阻害剤に伴う症状で、グローブ＆ソックス症候群ともいわれるように、手足の紅潮、疼痛、皮膚剥離、水疱、過角化などが特徴的である。フッ化ピリミジン系薬剤と、キナーゼ阻害剤で症状の特徴が分かれる（表5-8）。

　手作業の仕事や立ち仕事など、業務内容により防止策を検討するとよい。過角化は、事前に角質ケアをし、保湿方法を指導する。手足の紅潮、疼痛、皮膚剥離、水疱に対しては、生活スタイルに合わせて、柔らかい履物の選択や、保護方法なども指導する。

4）倦怠感

　自覚的評価に偏るため、周りの人の理解を得難い副作用である。患者の

多くは熱などの症状がなく倦怠感だけでは、無理して出勤してしまうケースが多い。しかし、出勤しても思うように動けなかったり気分が沈んでしまうことがある。

倦怠感や疲労感は、エネルギーを消耗する。治療中はきちんと休息を取る必要性を意識することを指導する。就労中の自分の状況について、雇用主と具体的にかつこまめに情報交換することを勧め、短時間勤務や作業中の休憩の取り方などを話し合えるように支援する。

5）口内炎・味覚障害

通院化学療法での口内炎の発生頻度は、通常抗がん剤で 20 〜 30％といわれる。口内炎に伴う自覚的症状として、疼痛のほか乾燥、粘膜腫脹、開口・咀嚼障害、味覚障害、嚥下障害などがあり、これらの症状は、食事摂取量の低下、治療意欲の減退などに結びつき患者の QOL を著しく損なう。口内炎は起きてしまったら粘膜が修復し完治するまでに 2 週間程度要するため、できる限り発生させない状況を作り出す必要がある。

口内炎の予防対策としては、口腔内の保清や保湿、義歯の調整、齲歯の治療などを事前に指導する。発生した場合は悪化させないことが重要で、症状緩和のための工夫として、食事形態の工夫、口内炎パッチの使用、保湿ジェル剤の使用などがある。対象患者の状況に合わせて考えていく。例えば、日中はできる限りこまめに含漱し保清・保湿に努めることが望ましいが、職場環境によっては難しい場合、水分をこまめに口に含んだり、保湿ジェルの使用を提案する。

6）末梢神経障害

化学療法を受けている患者の 30％前後に起きるといわれ、多くは蓄積毒性（抗がん剤投与を複数回受けること）による。休薬により改善する場合もあるが、改善に時間がかかったり、改善しない場合も報告されている。

末梢神経障害を起こしやすい代表的な薬剤は、プラチナ系、ビンカアルカロイド系、タキサン系などの微小管阻害剤、ボルテゾミブなどのプロテアソーム阻害剤などである。

感覚神経系について、「ビリビリ」「ぴりぴり」「違和感（がある）」「さわさわ」といった表現や、「感覚が鈍い」などの表現が患者から多く聞かれる。

運動神経系では、「動きにくい」「力が入らない」などが聞かれる。

　末梢神経障害の訴えは、必ずしも前治療の影響や、現在使用している抗がん剤の副作用ではない場合がある。また、症状の感じ方や程度は患者の主観的なもので、前述したようにさまざまな表現がされる。そのため、客観的評価ツール（CTCAEなど）も使用し、生活への影響や仕事との兼ね合い、通勤への影響などを具体的に考えていく。細かい作業をする、刃物などを使う、高所で作業する場合などは、特に治療前に情報を提供し治療の選択も考慮する。出現後は、その程度や生活への影響に合わせて、治療継続の可否や休薬について相談していく。

　副作用に対する薬剤による予防投与や改善は、エビデンスが低いが、ガバペンチンが唯一効果が実証されている。しかし眠気、ふらつきなどの副作用があるため、患者の生活スタイルを考慮し投与方法（使用方法や用量など）を検討する必要がある。患部を温めたり、指先を動かしたり、マッサージしたりと患者個々に合った緩和可能な方法を共に考え、就労中の緩和方法などを導けるとよい。

（石崎智子）

●引用・参考文献
1）日本癌治療学会：制吐薬適正使用ガイドライン2015年10月　第2版，金原出版，2015.
2）橋口宏司；薬剤師が行う服薬アドヒアランス支援，がん看護20（4），2015.
3）高山京子：がん化学療法前の患者教育　安全・確実・安楽ながん化学療法ナーシングマニュアル，JJNスペシャル85，p.85-88，2009.
4）田墨恵子：がん化学療法ケアガイド：がん化学療法の副作用とケア5 食欲不振　，p.153，中山書店，2012.
5）国立がん研究センターがん対策情報センター「がん情報サービス」ホームページ．
6）坂本はと恵：働きながら生活することを支えるケア．がん看護20（2），p.219-227，2015.
7）小澤桂子・菅野かおり・足利幸乃：理解が実践につながるステップアップがん化学療法看護　第2版，学研，2016.

Ⅳ 治療期の支援：
放射線療法（放射線治療室）

　放射線療法は比較的副作用が少なく、単独療法であれば外来通院での治療が可能である一方、患者は治療のために原則毎日放射線治療室に通院するにもかかわらず、部位によっては更衣も含めて10分程度で照射を終えてしまうことから、医療者のかかわりが不足することがある。そして、治療室看護師は「治療の完遂」が最大の目標になるため、副作用の効果的なマネジメントが短時間のかかわりの中で求められ、患者の就労支援まで気が回らないことも多い。また、がん治療が集学的になり複雑になる中で、患者の放射線療法を受ける目的によって、吸収線量（Gy）やエンドポイントが変わることもある。さらに、目に見えない放射線を使用するため、治療内容やそのプロセスが患者・家族や重要他者にとって難解で、誤解を持たれていることも多い。

　看護師はその誤解を解きながら、患者自身が就労継続の見通しを立てるのに必要な情報を提供し、セルフケア能力に合わせて副作用と就労の折り合いをつけられるように支援することが求められる。また、治療終了後には段階を踏んで元の就業内容に戻れるのか、戻れない場合はどうするのかを含めて支援する必要がある。

　ここでは、放射線療法（外照射）を単独で受ける患者の部位による特徴とセルフケア支援に絞り、治療室看護師として就労支援に向けて何が必要か述べる。

1. がんの部位による特徴

1）頭頸部

　頭部（脳）の場合、根治目的で放射線療法を単独で行うことは少ない。がんが原発なのか転移なのか、治療目的が延命なのか、緩和なのかによって放射線療法の内容やエンドポイントが変わるため、患者が心身の状態をどのように理解し、治療と就労の両立への意思がどの程度なのかをアセスメントした上で、就労内容などについてもアドバイスできるとよい。また、照射開始後に一過性の脳浮腫が起きる可能性があるため、頭痛や意識障害が起こる可能性についても患者自身が理解し、雇用先に伝えておくことを勧める。

　頸部の場合、放射線療法単独で治療を行うことはまれだが、単独であれば就労との両立は可能である。ただし、照射開始後しばらくすると照射野の皮膚の乾燥や発赤、粘膜炎の出現、疼痛の増強、食事摂取量の低下などの副作用が認められる。照射部位によっては発声が困難になることもあるため、副作用の状況によっては就労との両立が困難になることがあることを患者が理解し、あらかじめ雇用先と休職のタイミングなどの調整しておくことが必要である。

2）胸部

　乳房の場合、集学的治療の1つとして放射線療法を受けることが多い。その場合は放射線療法単独となり、外来通院になるため比較的治療と就労の両立はしやすい。副作用についてもセルフケアで対応できることが多いため、まずは、患者が照射中に生じる副作用の発生時期とその内容をしっかり把握しているかどうかアセスメントする必要がある。また、照射時間帯などで患者が就労を諦めることがないように、施設の治療条件などを把握・提示できると、患者は安心して雇用先との調整ができる。

　食道や肺の場合も、標準治療は集学的治療の一部としての放射線療法が多く、一般的に抗がん剤治療と併用する期間は入院して行う。そのため、就労との両立は難しいが、肺の場合は病期や放射線療法の種類によって単独で短期間のこともあり、外来通院治療で就労との両立も可能である。そ

の場合は、治療内容を確認し、治療時間帯や治療時間（拘束時間）などの情報提供をする。また、食道の場合、一定期間の休職が可能であれば、急性期副作用の間は休職することを勧め、どのように復職するかをあらかじめ雇用先と調整できるように情報提供するのもよい。

3）腹部

　消化器の場合、放射線療法が根治目的での第一選択になることは少ない。単独療法の場合は、目的が延命なのか、緩和なのかを確認し、患者の就労との両立の目的や意思がどのようなものなのかを把握し、折り合いが付けられるように支持的に支援を行う。また、集学的治療の一部であれば、食道や肺の場合と同様の対応をする。

　骨盤内の場合、男性の前立腺がんは一般的に外来通院で治療を行うため就労との両立は可能である。ただし、近年は高精度治療となり、患者は男性であること、標準的な治療期間は2カ月と長いことから、経済的不安を抱えることも多い。そのため、治療開始前にどの程度の治療費がかかるのかを、情報提供しておくことが望ましい。また、施設によってはMSWなどが社会資源の紹介などを行っているため、専門家への橋渡しも必要である。

　女性は子宮頸がんで放射線療法を選択することがあるが、集学的治療の一部になることが多い。病期によっては外照射と腔内照射を組み合わせて行うが、施設によって外来通院で行うことも可能である。まずは、施設の治療の特性を知り、就労継続のためにどのような準備が必要かを患者に伝え、就労との両立の意思がどの程度なのかを確認する。一般的に腔内照射はセデーションが伴うため、外照射と比較して身体的侵襲が強い。治療中は就業内容を軽勤務に変更したり、フレックス制を活用する工夫も必要になることから、治療方法を明確に伝えられる力も求められる。

4）骨

　骨の場合、がんの部位や病期によって治療内容が異なるが、根治目的の治療であれば集学的治療の一部となり、入院が必要になることが多い。その場合、患者が治療の見通しを立てられ、治療が一区切りついた時点で復職できるように支援する。延命や緩和目的の場合は、患者が心身の状態を

表 5-9　放射線療法の副作用（急性期・晩期）の例

臓器	急性期副作用 （治療開始〜終了まで）	晩期副作用 （治療終了後3カ月後〜）
脳	浮腫・脳圧亢進	壊死・白質脳症
肺	放射線性肺炎	放射線繊維症
皮膚	発赤・水泡・脱毛	色素沈着・萎縮
粘膜	充血・浮腫・び爛に伴う疼痛	繊維化・穿孔・潰瘍
消化器	消化器症状・食道炎・腸炎・下痢・出血	唾液分泌障害・穿孔・潰瘍
生殖器	精子形成障害・月経不順	不妊
骨	疼痛	骨折

どのように理解し、就労との両立をする意思がどの程度なのかをアセスメントした上で、就労内容などについてもアドバイスできるとよい。骨に照射をする場合は、一時的に照射部位の疼痛が増強することがあるため、疼痛で就労継続が困難にならないように鎮痛剤を一時的に増やして対応することを伝えると患者は安心する。晩期副作用としては骨折のリスクが高くなるため、可能な限り就業内容を変更してもらう調整も必要である。

2. 放射線治療を受ける患者の就労支援

● 治療の特徴について知り、見通しを立てることを支援する

　治療室看護師としては、放射線療法の副作用[1]について理解しておく必要がある（表 5-9）。放射線療法は局所療法で原則として照射部位以外に副作用は出現しないため、どの時期にどの部位にどのような副作用が出現するのかを治療計画から予測しやすい。そのため、患者のセルフケア能力と照らし合わせて情報提供をすることで、患者自身が就労継続の見通しを立てやすくなる。施設によっては、患者のセルフケア能力を査定できるようなツールを使用しているところもあるが、患者から得た情報は情報用紙やアセスメントシートなどに記載して治療開始から終了まで継続的に支援ができる準備をしておく。

● 就労と治療を両立したいという意思の程度を確認する
● 両立する必要性についての理解を確認する
● 経済的な問題があれば解決の手立てを探る

患者が放射線療法について抱いているイメージ、期待や理解度を把握すること、治療目的やその内容、方法などに誤解がないかを確認し、オリエンテーションを行う。その際には、治療と就労を両立したい意思がどの程度なのか、雇用条件に留意して、患者の気がかりに合わせて話をする。さらに、放射線療法は一般的に照射時間が開始日から終了日まで同じ時間で行われる。就労との両立の計画は立てやすい一方で、患者の都合に合わせて柔軟に対応することが難しいという点もある。施設の治療条件がどの程度柔軟に対応できるのかを把握して情報提供することも忘れてはならない。また、経済的負担が大きい患者の場合は、施設内の患者支援センターなどを紹介し、治療開始前にできるだけ解決しておけるように支援する。

　患者は、照射開始前に準備のため1〜2回（治療精度によって異なる）は来院する。通常は体を固定するために固定具を作成したり、位置決めCT撮影を行うが、治療計画を立てるために非常に大切な過程であることから実際の治療よりも時間がかかる。そのため、目的とどの程度時間を要するかを説明しておく必要がある。さらに、治療室看護師にとっては、患者の生活パターンや就労状況、セルフケア能力や価値観、信念などを知ることができる貴重な時間となる。また、信頼関係を築くよい機会になるため、しっかりと話ができるように環境を整えることも重要である。

- 副作用の程度を把握し、就労への影響を確認する
- 仕事への影響があれば、どのように解決しようとしているかを知り、医師、MSW、がん相談支援センターと協働する

　照射開始後は、多職種でコミュニケーションをとり、まずは毎日、照射に立ち会う放射線技師とともに予測される副作用や治療効果と合わせて、治療と就労の両立が患者にどれほどの疲労をもたらしているかを気にかけ、その両立への調整をねぎらう。また、疲労が放射線療法に起因すると判断した場合は医師に伝え、職場との調整を促すことも必要である。産業医がいるような職場であれば、上司に相談するとともに産業医を活用することを勧めてもよい。雇用条件や雇用先の特性に合わせて、誰とどのように調整していくのかについて相談に乗ることも大切である。副作用の出現時期とその程度は、照射部位や方法によって差があるが、治療計画からあ

る程度は予測でき、さらに患者とも毎日会うことができるため、セルフケア能力に合わせて副作用をマネジメントする方法をともに考え、実施・評価する。

　照射終了時には、就労との両立ができたことをともに喜び、その体験が患者にとって次の治療、または人生の課題に向き合う力となるような支援をする。例えば、急性期副作用については治療完遂とともに必ず改善することを説明し、セルフケアを患者自身が成功体験として捉えられるような声かけができるとよい。同時に、晩期副作用についての患者の理解度を確認し、放射線治療科の定期診察に通うようにアドバイスをする。その際は主科の診察日に合わせるなどの工夫をすると、就労中の患者の負担が少ない。治療終了後には副作用のマネジメントだけでなく、患者が治療の体験を通して、就労も含め元の生活に戻ることができているのか、または、患者自身が主体的に「新たな普通」を見いだすこと[1]ができているのか、そのことについてどのように感じているのかなどの視点を持って継続的にかかわることが大切である。

（シュワルツ史子）

●引用・参考文献
1) 矢ヶ崎香編：サバイバーを支える看護師が行うがんリハビリテーション，医学書院，p.14, 2106.
2) 唐澤久美子・藤本美生編：がん放射線治療，学研，2012.
3) 渡邉眞理・清水奈緒美編：がん患者へのシームレスな療養支援，医学書院，2015.
4) 近藤まゆみ・嶺岸秀子編：がんサバイバーシップ　がんとともに生きる人びとへの看護ケア，医歯薬出版，2006.

Ⅴ 治療期の支援：手術療法

　がん治療において手術療法は特に、患部の切除に伴う身体の形態変化や機能低下、機能障害、機能喪失という変化によって、日常生活に多様な支障をもたらしやすい。就労支援につなげるためにも、看護師は、がんのステージと標準治療の内容、術式の知識を身につけ、術後合併症を予測し、入院期間とその後の通院を含めた療養生活について患者が理解できるようにかかわり、早期に社会復帰に向けた日常生活支援のイメージをつけることが望ましい。

1．手術を受ける患者の周手術期管理の重要性

　最近では、早期退院に向けた術後の回復力強化プロトコル（Enhanced Recovery After Surgery Protocol；ERAS）[1]の考えを取り入れた周手術期管理が行われている。ERASでは、各項目の管理がポイントになるが、患者の術前から術直後のイメージ化が促進され、栄養管理と離床プログラムにおけるリハビリテーションの取り組みが回復を促進すると同時に、日常生活の支援への手がかりになるとされている。

1）栄養管理

　術後の絶飲食期間の短縮と術後早期からの経口摂取、経腸栄養の早期開始により、腸管粘膜の廃用性萎縮を避けることができる。腸管を使用することが、免疫力の向上と感染性合併症の減少につながり、回復促進に効果

があるといわれている。

　術前からの栄養管理が必要となる重症の低栄養とは、6カ月で10〜15％の体重減少、BMIが18kg/㎡未満、血清アルブミン値が3.0g/dL未満である[2]。

　上部消化管のがんにおいては、術前から低栄養に陥っていることがある。食道切除や膵頭十二指腸切除、胃全摘手術などは手術侵襲が大きく、さらなる栄養低下のリスクがある。経口栄養剤や他の栄養価の高い食品の摂取、ゆっくりよく噛む、こまめな水分摂取、食事回数を増やすことを行う。

　食道がん、胃がん、頭頸部がんなどでは経腸栄養のほうが、感染性合併症を減少させるとの報告がある。いずれにせよ術後の栄養管理については、施設や術式により開始時期はさまざまであり、確認が必要である。

　例えば、食道再建術では経腸栄養を実施することがあり、胃や大腸切除術は縫合不全の観察目的で、全粥食になるまで10日前後を要する施設もある。そして全粥食になると退院が検討され、退院後の食生活を考慮した栄養指導（術式に応じた）が行われる。また、胃全摘術や食道再建術後は分割食（分食）となる。生活のペースをつかむまで術後1カ月を要するといわれているが、この分割食について、入院中は理想的な分食時間が組まれているが、具体的な生活の再構築に向けては、その人の職業に合った食事内容の工夫をともに考えることが必要である。

2）リハビリテーション

　がんの種類によらない、疼痛や移動動作にみるセルフケアレベル、疲労、筋力低下などの問題と、がんの種類による特徴的な問題がある。嚥下障害、リンパ浮腫、末梢神経障害、軟部組織障害、またがんの種類に応じた二次的障害を予防すること、運動機能と生活機能の低下の予防・改善を目的として介入を行う。

　2010年度診療報酬改定で「がん患者リハビリテーション料」が新設され、対象患者への治療前、あるいは治療後早期からのリハビリテーションの実施が算定可能となった。①食道がん、肺がん、縦隔腫瘍、胃がん、肝臓がん、胆嚢がん、膵臓がん、大腸がん、②舌がん、口腔がん、咽頭がん、喉頭がんその他頸部リンパ節郭清を必要とするがんと診断され、入院中に

表 5-10 主な手術後のリハビリテーションの対象となる障害

主な手術	障害の内容
骨・軟部腫瘍術後	患肢温存術や四肢切断術などの術後には、運動障害や ADL 障害を生じるので、術後の後療法して歩行訓練や義手・義足などのリハビリテーションを要する
乳がん術後	胸壁や腋窩の切開部の疼痛と肩の運動障害を認め、肋間神経を切除された場合には上腕後面～側胸部のしびれ感、感覚障害も出現する。腋窩リンパ節郭清術が施行された患者では、腋窩部の痛みやひきつれ感による肩の挙上困難が生じる
乳がん・子宮がん・卵巣がん術後リンパ浮腫	腋窩リンパ節郭清後には、術側上肢リンパ浮腫、骨盤内リンパ節郭清術後には片側もしくは両側下肢リンパ浮腫を生じる。治療せず放置すると、徐々に悪化し、見栄えだけでなく、上肢巧緻性の障害や歩行障害を生じ、ADL に支障をきたす
頭頸部がん術後	舌がんをはじめとする口腔がんの術後には、舌の運動障害のため、口腔期の嚥下障害および構音障害を認める。がんが中咽頭に及ぶと咽頭期の嚥下障害を生じる。また、喉頭がんによる喉頭摘出後には発声が困難となり代用音声（電気喉頭・食道発声など）を要する
頸部リンパ節郭清術後	全頸部郭清術により胸鎖乳突筋、副神経が合併切除されると僧帽筋が麻痺し、肩関節の屈曲・外転障害・翼状肩甲をきたす。症状として上肢の挙上障害、頸・肩甲帯のしめつけ感を伴う疼痛、肩こりを生じる。保存的・選択的頸部郭清でも術中操作などにより、副神経の完全もしくは不全麻痺が生じる可能性がある
開胸・開腹術後	術後には、患者の不動化により生じる下側（荷重側）肺障害（dependent lung disease；DLD）や開胸・開腹術の手術侵襲による術後の呼吸器合併症の軽減には、周術期の予防的なリハビリテーション介入が効果的である

[出典] 辻 哲也編：がんのリハビリテーションマニュアル―周術期から緩和ケアまで, p.26, 医学書院, 2011 より一部改変.

放射線治療、もしくは閉鎖循環式麻酔による手術が予定、施行された患者などに対して、さまざまなリハビリテーションが行われている。

機能障害には予防的介入と、術後から数年にわたるリハビリテーションを考慮に入れた介入が必要である。主な手術後のリハビリテーションの対象となる障害には、表 5-10 がある[3]。

2．手術により生じた変容への支援

1）喉頭全摘術

発声機能の喪失により、代替コミュニケーションの手段が必要になる。電気喉頭による発声、食道発声、筆談、ジェスチャーがある。即時の会話は難しいが、パソコン、メール等の活用による意思伝達法も有効的に活用し、不便さを解消する方法を見つけていく。

発声機能障害では身体障害者手帳の交付（3、4 級相当）が受けられる。声によるコミュニケーションの急激な喪失により、患者自身はすぐには代

替手段を習得する意欲がわかない場合も多く、家族をはじめ、周囲の人の戸惑いも大きい。吸気による加湿・加温調整機能が低下するので、防塵や加湿などのためのエプロンガーゼや、頸部を保護する衣類が必要となる。そのため、特徴的な外見となることが、対人関係の差し控えや仕事復帰の妨げとなることを念頭に置く。

2）排泄経路変更術
①手術前：ストーマサイトマーキングを行い、位置、高さを決める。術後生活での自己管理を適切に行うためのケアである。
②手術後：ストーマ装具や皮膚保護剤などの選択と皮膚トラブルへの対応、手技取得、交換場所、時間の調整をする。永久的な人工肛門、人工膀胱は身体障害者手帳（通常4級）の申請を行うよう支援する。

3）乳房切除術
術後に行う補整は乳房のふくらみだけでなく、身体のバランスを保持し、肩こりの予防と創部の衝撃からの保護目的がある。術後補整下着や補整パッドの選択を行い、フィッティング、サンプルの使用を検討するための情報提供を行う。

4）乳房再建術
再建術の特徴は、文献[4]や国立がん研究センターがん対策情報センター「がん情報サービス」ホームページで解説されている。再建術の方法によって、メリット・デメリット、治療に必要な期間に違いがあるため、意思決定に必要な情報を吟味する。

5）リンパ節郭清術
リンパ浮腫は、手術後必ず発症するわけではないが、腕の周径の左右差や上下肢のむくみを生ずることがある。変化に早く気づくためにも、スキンケアでむくみをチェックする習慣が必要である。また、屋外作業時の皮膚の露出や、日焼けを避け、皮膚のバリア機能を保護するため、保湿に努める。虫刺され、ペットのひっかき傷、脱毛時の電気カミソリ使用など、炎症や傷となる原因を避けるようにする。蜂窩織炎に注意して、熱感や腫れが出現したときには放置せず受診するように指導する。

就労時のセルフケアとして、デスクワークで同一姿勢を長時間取らない、

時々歩く、立ち上がり関節運動をする、長時間重い物を持たない、締め付ける下着や靴を避ける、体重管理などをアドバイスする。

リンパ浮腫発症後は、症状に応じて専門医、セラピストの複合的理学療法（弾性着衣、バンデージによる圧迫療法、用手リンパドレナージ、圧迫下運動療法）の実施・指導を受け、セルフケアを続けて日常生活での悪化を防ぎながら、仕事の仕方を考えていく。

3．各機能障害に対する主な支援

1）食事摂取

食道再建術後には嚥下痛が伴う。食前に鎮痛剤を使用し、液体は避け、とろみ剤などで食事や水分の粘調度を高める。食道逆流症状の軽減として、摂食時の姿勢や嚥下方法を工夫する。食事の携帯時は衛生面に注意が必要である。水分補給はこまめに行い禁酒とする。胃切除後では、食後にダンピング症候群（悪心、腹痛、下痢、動悸、眩暈、冷汗、脱力、手指の振戦）が起きやすいことを理解する。症状出現時は安静と糖分摂取が必要である。

食事の内容については、温度差が大きい物の摂取や食事中の水分摂取を控える。6回食が望ましいが、ライフスタイルに合わせ補食（経口ゼリー剤、ドリンク剤）による摂取方法の工夫や、こまめに休憩時間を確保できるように調整することを考えていく。

2）肩、上肢の運動障害

乳房温存術ではほとんど運動障害はないが、腋窩リンパ節郭清術後は、患者自身が腕や肩関節をかばって動かさないことがあるため、拘縮予防として運動リハビリテーションを行う。また、頸部のリンパ節郭清、神経損傷によって上肢挙上や回旋運動に障害が生じる。早期のリハビリテーションを行う。

3）排尿障害

術後は間欠的自己導尿を実施し、導尿時間、場所、方法を生活スタイルに合わせて決める。逆行性尿路感染の予防とこまめな水分摂取に留意する。用手排尿の場合は5～6時間で定期的に排尿すること、下腹部の違和感や腹部触診で膀胱が触れることを確認したら手で下腹部を圧迫し排尿をす

表 5-11 主な手術による身体の形態・機能の変化

疾患名	術式	身体の形態、機能変化	特徴
喉頭がん	喉頭全摘術	頸部創の瘢痕、形態変化・永久気管孔の造設・発声機能の消失・気道防御機能の消失、嚥下障害・味覚低下	喉頭蓋、声帯、甲状軟骨、輪状軟骨の摘出による
喉頭がん	頸部リンパ節郭清術	肩関節、上肢の挙上制限・頸部の締め付け感	副神経損傷による僧帽筋麻痺
肺がん	後側方切開による開胸肺切除術・肺葉切除術・肺部分切除術	呼吸機能の低下・身体活動の低下上肢挙上困難、運動制限。肋間神経損傷	呼吸容積の減少と酸素取り込み不足、肋間神経損傷、広背筋、僧帽筋、前鋸筋、菱形筋の切断。上葉切除の場合、中、下葉が挙上
肺がん	胸腔鏡下（補助下）肺切除術		創傷は小さく、創痛の軽減。開胸より手術時間がかかる
肺がん	上縦隔リンパ節郭清術	嗄声	反回神経損傷
食道がん	食道切除術	食道機能低下・呼吸機能低下、頸部食道がんの場合咽頭、喉頭食道切除による喉頭機能発声機能消失、永久気管孔の造設	開胸、開腹の手術侵襲が大きい
食道がん	食道再建術・胸壁前経路・胸骨後経路・後縦隔経路	前胸部の膨隆	頸部食道の屈曲
食道がん		再建臓器の狭窄	
食道がん	リンパ節郭清	嗄声、声帯の運動麻痺・嚥下機能の低下・呼吸機能の低下	反回神経損傷
胃がん	全摘術・消化管再建術、噴門側切除、幽門側切除	体重減少、痩せ、胃機能低下（食物の貯留、消化、蠕動運動の低下、鉄分、ビタミン B12 の吸収能低下。内容物の逆流防止機能低下	全摘術、幽門部切除は、ダンピング症候群を起こしやすい。噴門部切除は逆流食道炎を起こしやすい
大腸がん	腹会陰式直腸切除術（マイルズ）	自然肛門の閉鎖と腹壁に排泄孔が造設。排尿、性機能障害	骨盤内自律神経損傷、温存しても障害が起きることがある
大腸がん	人工肛門造設術		
大腸がん	結腸切除術（ハルトマン）		
大腸がん	直腸低位前方切除術	肛門括約筋の機能低下	肛門括約筋の損傷
大腸がん	超低位切除術	括約筋の機能低下・直腸の貯留機能の喪失（少量、頻回の排便、便意切迫、残便感がある）	肛門括約筋の切除
大腸がん	リンパ節廓清		郭清範囲により、性機能、排尿機能の温存可能、リンパ流路のうっ滞。自律神経温存でも排尿障害が起こることがある
大腸がん	人工肛門閉鎖術	低位前方切除による肛門温存手術において一時的ストーマが造設された場合	一時的に排便障害、便失禁、残便、残便感便意速迫、便性コントロール困難

精巣がん	高位精巣摘除術		
	後腹膜リンパ節郭清術	下肢浮腫	リンパ流路の損傷によるうっ滞
		性機能障害	切除範囲により射精機能の神経障害
子宮がん	単純子宮全摘術 広汎子宮全摘術 付属器（卵巣）摘出術	性機能の喪失・排尿機能低下・排便機能低下・女性ホルモン分泌能低下	骨盤神経叢の損傷
	リンパ節郭清 骨盤リンパ節郭清 傍大動脈リンパ節郭清 後腹膜リンパ節郭清	下肢浮腫、歩行機能低下（長時間立てない、正座ができない）	リンパ流路の損傷によるうっ滞
乳がん	乳房温存術 乳房円状部分切除術 乳房扇状部分切除術 胸筋温存乳房切除術	乳房の欠損・変形、知覚鈍麻	
	腋窩リンパ節郭清術	上肢の肩関節の可動域低下、運動機能障害、上肢の浮腫	リンパ流路の損傷によるうっ滞

［出典］秋元典子・坂井淳恵・萱ひろみ・鹿嶋聡子：手術療法による身体の形態・機能変化に応じた支援，がん看護，18（2），p.168，2013 を参考に筆者作成．

ることを指導する。また、尿漏れも社会生活では大きな問題であるため、尿失禁用パットの使用や生活行動に合わせた排尿支援を工夫する。

4）排便障害

　直腸前方切除術後は少量ずつの頻回な排便、残便感、便意切迫、ガスと便との鑑別困難、便漏れが起きる。便漏れには、におい対策、スキントラブルの対策が必要となる。漏れにはナプキンを利用するが、特に男性はナプキンなどの使用をためらい、相談しにくい状況になりやすいので注意する。肛門括約筋の強化として、術後数カ月経過後は骨盤底筋運動を行い、食事内容と便性に関心を向けて調整をはかるように指導する。

4．就労支援に向けたポイント

　昨今では内視鏡補助下の手術が目覚ましく、今後さらなる発展が見込まれ、より低侵襲の術式を望めるようになった。しかし一方で、どのようにリンパ節廓清をするのか、どこまで切除するのか、術前の化学療法を行うのか、集学的な治療における順番をどうするのかの決定が必要になる。手

術療法の提示に対して患者が意思決定していく際には、まず、患者自身が術前に入院期間と機能障害の程度によるリハビリテーションの必要な時期を知り、その後の通院の目安を知ることで、職場との療養環境の調整ができると考えられる。手術による身体の形態・機能に生じる障害の特徴を表5-11に示す[5]。また、代表的な手術による入院期間の目安は各施設のクリニカルパスやDPC関連の文献[6]などを参照してほしい。

さらに、手術後は補助療法を行うのか、機能障害が生じた状況でどのようなセルフケア行動をとり、仕事復帰はどのようにしていくのかなど、生活スケジュールやセルフケアに向き合うことへの支援が必要である。

（松岡弓子／蓼沼朝子）

● 引用・参考文献
1) 足羽孝子：術直後の支援，がん看護，18(2)，p.211，2013．
2) 鷲澤尚宏：周手術期の栄養療法　術前低栄養症例に対する栄養療法，臨床外科，66(6)，p.743，2011．
3) 森恵子：リハビリテーション看護の特徴，がん看護，18(2)，p.237，2013．
4) 金沢麻衣子：乳房再建を受ける患者へのケア，がん看護，17(6)，p.649，2012．
5) 秋元典子・坂井淳恵・萱ひろみ・鹿嶋聡子：手術療法による身体の形態・機能変化に応じた支援，がん看護，18(2)，p.168-170，2013．
6) 医学通信社編：DPC点数早見表　診断群分類樹形図と包括点数・対象疾患一覧，2016年4月版，2016．
7) 鷲澤尚宏：周手術期の栄養療法　術前低栄養症例に対する栄養療法，臨床外科，66(6)，p.742-745，2011．
8) 国府浩子：手術療法にまつわる患者の意思決定過程への支援，がん看護，18(2)，p.155-158，2013．
9) 森恵子：リハビリテーション看護の特徴，がん看護，18(2)，p.237-239，2013．
10) 田尻寿子：リハビリテーションの実際　全人的アプローチの視点を重視して，総合リハビリテーション，42(12)，p.1139-1145，2014．
11) 福島亮治他：術後栄養管理のありかた，臨床外科，66(6)，p.750-755，2011．

VI 治療期の支援：緩和ケア

「緩和ケアに移行したほうがよいでしょう」
「抗がん剤治療はもうできません。緩和ケアを受けてください」
　このような言葉を、現在も医療の場面において、たびたび聞くことがある。
　がんの医療、看護の現場で"緩和ケア"ということを、一部の医療者自身も正しく理解をしていない現状があるのではないだろうか。
　緩和ケアについて、厚生労働省のホームページには、以下のように記載されている。
「緩和ケアについては、患者の状況に応じて、身体的症状の緩和や精神心理的な問題などへの援助が、終末期だけでなく、がんと診断された時からがん治療と同時に行われる必要がある。」[1]
　この定義を基に、ここでは、緩和ケアという視点から"がんの就労支援"を考えていきたい。

1. 診断直後の緩和ケアの視点からの就労支援

　診断直後、告知、その後の治療開始等、がん種によりさまざまな過程をたどるが、医療費が高額になること、また治療に伴う化学療法の副作用の出現、通院、入院が必要なことなど、そしてこれまでと同じように就労ができなくなるなど、診断直後については精神面の支援が特に必要になる。

このときかかわる外来看護師には緩和ケアの知識が必要であり、受診時に医師から「仕事を辞めないでくださいね」と一言声をかけ、外来看護師から「相談の窓口もありますよ」と伝えることにより、患者の精神的負担の軽減につながる。

　全人的苦痛（トータルペイン）をもたらす背景の1つである社会的苦痛には、「仕事上の問題」が挙げられており（P.23 図 2-1 参照）[2]、小冊子『がんの療養と緩和ケア』[3] にも掲載されている。治療開始の際に、職場にどのような伝え方をしたらよいのか、またどのような勤務形態であれば就労継続しながら治療が行えるのかなどを、外来診察時に医師には直接、相談しにくいという気持ちを持つ人も少なくないと思われる。そのようなときに「がん相談支援センター」に相談していただくことで、必要があれば会社への情報提供、相談の方法等を具体的に助言でき、がんの就労についての情報提供として必要な冊子を提供することができる。

2．がんの病期による緩和ケアの視点からの就労支援

　一般的にがんのステージⅣといわれる状態では、がん種にもよるが、遠隔転移、原発とは別の臓器に転移がある状態といわれる。その際には、全身のがん治療が必要なことが多い。

　しかし、ステージⅣの病期であってもがん種によって5年実測生存率は大きく異なる。医師と治療についてよく相談し、今後の見通しを含めた対応が必要になるため、患者の病状理解の把握が必要となる。状況によっては疼痛コントロールに対し適切な対応を行いながら、短時間労働が可能かなども含めての対応が必要になるため、看護職は患者の就労背景の情報を把握し、本人の希望を確認していくことが求められる。また、在宅療養で就労継続を行えるような支援も必要となる場合がある。化学療法の時期、期間、放射線治療の期間等、医師以外の院内のメディカルスタッフと積極的な連携をはかることで、患者自身への支援が強化されていく。

3．セルフケア支援

　がんの就労支援は、他の慢性疾患、脳血管障害後遺症、精神疾患の就労

支援と異なり、再発、転移などから生命の危機もある。そのため、復職、就労継続を行いつつ、仕事ができなくなっていく過程において、患者自らがどのように行動していくことがよいか、制度の理解、職場への情報開示なども含めて、説明を適切な時期に行うことが必要になる。しかし、支援の際に病状悪化や死をイメージしてしまうことから、医療現場においては話題を避けてしまうことが少なくない。それでも対象者の反応や表情を確認しながら、求められるときに必要な情報提供を行えるようにする。

　がんの終末期において、入院中でも本人が望みパソコンやインターネットの接続環境が整えば、就労継続が実現可能になる場合もある。積極的に患者の就労に対する希望を確認し、病棟看護職の協力可能な点などを考えていくことも大切な看護援助の1つである。

　また、このとき、死を意識するだけではなく職業人としての自らを感じ、行動することで患者自身の存在価値にもつながり、生きがいを維持することにもなると思われる。

　がんの就労支援においては、制度の説明を確実に行うことで経済面での安心感を得ることができる。医療者のみならず、社会保険労務士との連携等、院内外の専門家のかかわりで就労を継続していく気持ちを支えていくことが可能になる。病状悪化の終末期に心身の負担を軽減していくことも必要と思われる。傷病手当金の受給、悪性腫瘍による障害年金の受給等、自ら知り、行動していくことで安心感につながる。

　容態が悪化しても入院以外にも在宅療養を継続しながら、訪問診療や訪問看護の導入を行い、自宅で在宅ワークとして就労継続を行うことも、状況によっては可能な場合もある。職場の理解、コミュニケーションを円滑にしていくことで、生きがいとしての仕事を継続していくことを支援することもできる。

（倉戸みどり）

●引用・参考文献
1）厚生労働省ホームページ：緩和ケア．
2）厚生労働省ホームページ：がん対策推進基本計画の概要〈平成24年6月〉．
3）国立がん研究センターがん対策情報センター編：がんの療養と緩和ケア　つらさを和らげてあなたらしく過ごす　第2版，p.2，2012．

小児がん経験者の就労支援

6章

1．小児がん経験者が直面する就労の課題

　小児がんは、その治療の進歩により5年生存率が70％を超えるようになり、成人期を迎えた小児がん経験者の数は、成人の400〜1000人に1人といわれている[1,2]。小児がん経験者は、治療終了後に数十年にわたる長期予後が期待されるが、集学的治療の影響により、多岐にわたる晩期合併症を来すことがわかっている[3〜5]。晩期合併症とは「late effect」というように治療による遅発的な影響であるが、身体的のみならず、心理・社会的にも影響を及ぼすといわれている。

　晩期合併症の種類や程度はさまざまであり、二次がんや臓器障害のように生命を脅かす合併症もあれば、経験者の日常生活のQOLに影響を与えるものもある。また、晩期合併症は、診断後からの年数が経過するにしたがい、より累積して発生するといわれている[6]。つまり、幼児期に治療を終えた小児がん経験者が20〜30年後にその晩期合併症のために、生活への影響を受ける可能性があるということを知っておかなければならない。治療後も、多様な成長・発達課題を抱え、復学・就学・進学・就職などさまざまなライフイベントを体験する小児がん経験者にとって、晩期合併症の影響は大きいことがうかがえる。

　わが国の小児がん経験者の就労に関する調査[7]では、小児がん経験者の就労率が目立って低いという結果ではないものの、就労していない経験者の約7割が何らかの晩期合併症を抱えており、その多くが、健康問題があるにもかかわらず仕事を探していたことがわかった。実際に経験者の中には、自分の体験を通して「社会貢献をしたい」と考えている者は多い。また、造血幹細胞移植を受けた小児のQOLについて、晩期合併症の有無が健康状態に関連し[8]、子どもの脆弱性に関する親の懸念が過保護な育児と関連があると示唆するものもある[9]。

　小児がん経験者と家族は、病気は治ったものの、治療などの影響により体力面や人間関係に対して不安がある中で、「普通に仕事ができるのだろうか」という思いや「働きたいが、どのようにしたらよいのだろうか」と就労について迷いを抱えながらも、その答えが見つからず悩んでいる場合

がある。また、小児がんは成人のがんに比べて希少であり、就労について相談に対応できる場や人材も少ない。以上のことから、長期フォローによる相談支援体制には大切な役割があるといえる。

以下に、小児がん経験者に見られる就労に伴う相談やその課題について、事例を挙げて解説する。なお、事例はプライバシーが特定できないように改変を加えている。

CASE

Bさん（23歳、男性）は3歳で神経芽腫を発症。再発もあったが、化学療法、手術、放射線治療、また同種造血幹細胞移植治療を受け6歳時に治療が終了した。退院後、復学し学校にも通い始めたが、特に造血幹細胞移植による移植片対宿主病（GVHD）症状のため、中学入学頃まで、服薬治療もあり頻回の通院が必要であった。また、疾患や治療による晩期合併症により、内分泌や代謝系に関する障害があり、支持療法のために2～3カ月に1回の外来通院も継続されていた。

Bさんは、慢性的な倦怠感から活動にも制限があり、また低身長や毛髪の薄さから自分に自信が持てず、特に中学・高校生活では同年代の友達らと交流することも少なかった。外来受診時には母親が子どもの状況や思いを代弁することが多く、Bさんに尋ねても母親が先に答えてしまうという状況がしばしば見られていた。Bさんは学習を頑張り大学へ入学、卒業に至ったがその後就職はしておらず、社会的活動は行っていなかった。

外来受診の日に、相談窓口に「就職に関する相談をしたい」と母親が来られた。Bさんも同伴しており、Bさん、母親と相談室で面談を行った。相談員がBさんに体調を尋ねるが、母親がBさんの晩期合併症の状況を説明され、それにより体力的に心配があること、Bさんが働きたいと思っている事務系の求人は男性を対象にしたものが少ないこと、ハローワークにも行ったが晩期合併症について理解してもらえないこと、晩期合併症により就労には制限があるので、それに関連した支援はないかと話された。

相談員は、Bさんの疾患やそれに伴う治療や合併症など、これまでの経験をBさん自身が乗り越えたことや、大学進学や卒業したことを評価して伝えた。また、晩期合併症がありきつい状況であることに対して共感を伝えた上で、しかしそれに関連した支援や配慮の制度はない現状であることを説明した。Bさん自身が仕事について、早く仕事を見つけたい希望があるのかを尋ねると、「まあ」と答えるのみであった。一方で母親から「病気の心配も減ってきたので、これからは働いてもらわないと困ります」と聞かれた。

　Bさんは口数は少なかったが、大学での専攻などについて話をしているうちに、就職をする際には「疲れやすいからフルタイムは難しい」ことや「通勤に時間がかかるのはきつい」、また「事務仕事ならできる」「パソコンは使える」など希望や可能なことを少しずつ話し始めた。晩期合併症を抱えながら社会生活を送ることへの不安にも共感を伝えた上で、同じような思いの人たちも多くいる小児がん経験者の会や集いがあることを紹介したが、「小児がん経験者」のことも人に言いたくない、そこに行く気にはならないということであった。これまでアルバイトの経験もないとのことであり、最初から職種や働き方を限定して就職先を探すのは難しいことも予測されること、まずは、勤務時間や通勤時間など自分でどのくらいまでならできそうなのかについて体験することや、仕事の内容が希望そのものに合致していなくても、そこからできることが拡がる可能性もあるので、働ける、通える範囲から始めてみることを提案した。

　その後、外来受診時に確認した際に、「なかなか働ける場所がない」「やっぱり難しい」とのことであったが、自宅からあまり離れていない所にできた会社でアルバイトの募集があり、時間も融通が利くのでよさそう、パソコンを使う仕事ではないが、と言いながらも、「働いてみることにした」と教えてくれた。以後、体調に合わせて仕事ができるので、続けられているが、この先正職員として働くときには病気のことをどこまで説明する必要があるのかと懸念している。

本事例のように、小児がん経験者は、身体的にも疾患や治療の影響を受けながら成長・発達をしていること、そして身体的影響が少なからず、心理・社会的な面へも影響を与えていることがわかる。Bさんの身体的な影響が関連していると考えられる母親の保護的な言動や思いは、Bさんが成人に至るまで継続し、また、周囲の保護的な関係や自己イメージの低さからBさん自身も成長・発達過程のさまざまな場面で自己決定をする機会が少ない状況であったことがうかがえる。

　このような状況が、小児期に発症したがん患者で見られることは少なくない。そして、成人になり同世代が社会人になり、子どもの身体的状況は安定していることに加えて、親が年齢を重ねることで親自身も、急にわが子の将来への不安を抱き始め、子どもの自立について親の焦りも加わって就労への支援を求め始める場合が時折見られる。

2. 小児がん経験者の就労支援のあり方

1）親子関係のバランスの調整

　当然のことだが、子どもたちはいつか大人になっていく。成人してから就労について考えるのではなく、連続する発達過程を通して、子どもが持っているコミュニケーションスキル、対処する力などのヘルスリテラシーを促進するようなかかわりが必要となってくる。これらについては、子どもの成長・発達過程に合わせて、子どもの主体性の割合が少しずつ高くなるように親子関係のバランスを調整しながら、子どもが主体的になれるような自立支援が求められる。

　特に子どもの病状により保護的になる親は多いが、親が突然手を引いてしまわないように、ともに子どもの自立を継続的に考えていけるようなかかわりも大切である。疾患や治療の晩期合併症によっては、就労の際に制限を考慮しなければならない場合もある。これらのことがわかった時点で早めに親子とも共有し、現実的に実行可能な目標を立てて、それに見合う仕事の内容について考慮する機会を設け、子どもに適切な学校や支援体制の情報提供を行い調整することなどが必要とされる。

図 6-1　小児がん経験者の自立/自律支援

	ホップ	ステップ	ジャンプ
	何とかしたいとは思いながらも自宅に引きこもっていたり外に出ることがあまりできない。	自立への意思はあるが、体力的課題や晩期合併症のために適切な就労ができない。自信が持てず、自尊心が育まれていない。社会性がない。	就労ができている、もしくは何らかのきっかけや就労の場があれば、すぐに就労ができる意欲と自尊心、自信を持っている。
	自律支援	生活支援	自立（就労）支援
支援内容	親子関係の再構築 家族以外の第三者が関与することへの抵抗感を無くす ひとりで活動できるようになる 自律・自立（就労）への意識化	生活習慣の見直し 自律・自立（就労）の目標設定 目標達成までの計画立案と実施 仲間との交流 他者との交流、雑談力を身につける	お金をもらって働くことの責任の理解 就労訓練 できること・できないことの整理 就職面接の準備（どう自分自身を説明するか）

［出典］公益財団法人がんの子どもを守る会：小児がん経験者のためのハンドブック，p.17，2014．

2）就職先への伝え方

　就職に際しては、病気のことや晩期合併症など体調について誰にどこまで伝えるかの課題も出てくる。子どもが自分の状態を理解した上で、自分にとって何を伝えることがメリットになるのか、あらかじめ相談できる窓口を示しておくこと、また体験者の会ではこのような話題がしばしば語られるため、ピアサポートも有効な情報提供の場とし活用できるとよい。

3）体力的な課題や合併症への対応

　小児がん経験者の就労について、特に合併症などの影響で困難な場合などは「就職すること」をゴールにしながら、それに必要なスキルや準備を少しずつ整えていくことも必要である（図 6-1）。

　なお、多くの小児がん経験者が社会で活躍しているが、就労に困難を抱えている人には、自立支援だけではなく、重篤な晩期合併症やまたは治療中の状況により、障害者手帳の取得支援など適切に対応することが求められる。また、障害者手帳を取得しているからといって、その適用は十分とは言えず、課題もある（図 6-2）。特に症状の慢性化などが見られる場合に

図 6-2　小児がん経験者の就労支援の課題

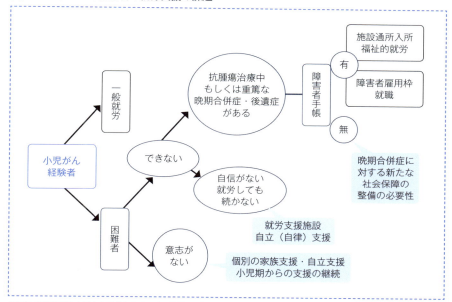

[出典] 公益財団法人がんの子どもを守る会：小児がん経験者のためのハンドブック，p.16，2014 に筆者加筆．

は、就労後にも通院や自己管理への配慮、また病気と仕事の関係について誤解のないように同僚や上司と良好なコミュニケーションをとることなど、職場内支援の構築に努めることも必要である。

（竹之内直子）

● 引用・参考文献
1) 丸光惠・石田也寸志監修：ココからはじめる小児がん看護　疾患の理解から臨床での活用まで，へるす出版，p.308，2009．
2) 石田也寸志・細谷亮太：小児がん治療後の QOL―Erice 宣言と言葉の重要性，日本小児科学会雑誌，115 (1)，p.126-131，2011．
3) 石田也寸志他：小児がん経験者の晩期合併症および QOL の実態に関する横断的調査研究　第 1 報，日本小児科学学会雑誌，114 (4)，p.665-675，2010．
4) 石田也寸志他：小児がん経験者の晩期合併症及び QOL の実態に関する横断的調査研究　第 2 報，日本小児科学学会雑誌，114 (4)，p.676-686，2010．
5) 前田尚子他：受診が途絶えた小児がん経験者の晩期合併症（第 2 報），日本小児科学学会雑誌，117 (9)，p.1428-1435，2013．
6) 石田也寸志・前田美穂編，加藤俊一監修：よくわかる小児がん経験者のために　より良い生活の質（QOL）を求めて，医薬ジャーナル社，p.13，2011．

7）Y. Ishida, M. Hayashi, F. Inoue: Recent employment trend of childhood cancer survivors in Japan: a cross-sectional survey, International Journal of Clinical Oncology, 19, p.973-981, 2014.
8）石田也寸志：小児造血幹細胞移植後の晩期合併症とQOL, 日本造血細胞移植学会雑誌, 5(3), p.51-63, 2016.
9）Vrigimoet-Wiersma CM・Kolk AM・Grootenhuis MA, et al. : Child and parental adaptation to Pediatric stem cell transplantation, Support Care Cancer, 17, p.707-714, 2009.
10）公益財団法人がんの子どもを守る会：小児がん経験者のためのハンドブック, p.16-17, 2014.
11）HOPEプロジェクト・CSRプロジェクト編：がん経験者のための就活ブック　サバイバーズ・ハローワーク, 合同出版, p.94, 2015.

事例からみる がん体験者の 就労支援

7章

＊本章に掲載した事例はすべて、個人が特定できないよう改変を行っております。

CASE 1

「病名告知時」の仕事への支援

混乱に寄り添い情報を整理する

【相談者の状況】
50歳代男性。外来通院中。診断名は胃がん。
- 治療状況：診断直後。
- 家族状況：独身、1人暮らし。
- 就労状況：営業職で多忙。

1. 相談依頼と経緯

　主治医からのがん告知を受けて帰る途中、「がん相談支援センター」の看板を見つけ来室。

2. 相談の内容

　今日、がんと診断された。治療については主治医に任せようと思っているが、営業の仕事をしていて多忙。長期間は休めない。焦りばかりが募り、医師の話がまったく耳に入らなかった。治療のことよりも、仕事のことで頭がいっぱいになった。何から手をつけてよいのかさっぱりわからない。看板を見つけて思わず駆け込んだが、正直、自分が何を相談したいのかもわからない。

　治療は手術か内視鏡かと言われているが、いずれにしても入院治療にはそれなりに時間がかかると思っている。そのため、どのくらい仕事を休まなければいけないのか不安がある。そもそも「がんになってしまった人間が仕事を続けられるのか」どうかも不安。

3．対応
【対応者】がん相談支援センター相談員（MSW）
1）相談時の印象
　告知直後であり、気持ちが動転している様子がうかがえた。主治医の話はほとんど覚えておらず、記憶があいまいな状況。大量の発汗がみられ、早口で、呼吸を乱しながら話していた様子だった。

　がん治療に対して長期入院のイメージが強く、焦りばかりが先行している状況下で、確かな情報がないまま仕事との両立に悩んでいた。突然の物事の変化への対処能力が弱い印象があった。

2）相談の方向性
①告知後の混乱している気持ちを支持的に受け止める。
②主治医の説明に対する相談者の理解度を確認し、課題の整理を行う。
③標準治療法や予測される治療期間を提示することで、相談者の混乱を解消する。

4．援助のポイント
1）相談者の情緒的サポート
　がんと診断された驚きと誤った治療のイメージから非常に焦りが強かった。ご本人からも「パニックになっている」と発言があり、落ち着かない様子があった。そのため、まずは本日、十分な面談時間を取ることができることを伝えた。そして、がん相談員の役割を伝え、不安の解消に向けて一緒に考えていけることを話した。

2）説明に対する理解の確認
　主治医から伝えられた治療内容について、順を追って確認した。最初は相談者から、「手術」という言葉が何度も発せられ、主治医からどのような説明を受けたのか把握できなかった。そのため、場合によっては主治医に連絡をとり、治療内容を確認できることを伝えたが、今ある情報の中で可能な限りの相談を希望された。その後、話を続けていくと、具体的には、内視鏡治療の方針であることがわかったが、がんの病期については、確認できなかった。

3）治療の理解、治療期間のイメージ化

胃がんに対する一般的な治療方法（外科治療、内視鏡治療、抗がん剤治療等）や、その他の医療用語の解説を行い、医師から提案された内視鏡治療について、がん情報サービス等のパンフレットを用いて相談者と一緒に確認し、治療の理解を深めた。

例えば、胃がんの内視鏡的治療（内視鏡的粘膜下層剥離術。Endoscopic Submucosal Dissection；ESD）の場合、一般的に入院期間は1週間程度になると目処を示した。

個人差はあるが体重減少、体力低下があった際には、労働時間や労働日数は工夫が必要な場合があることも助言した。

5. 結果

がん相談支援センターからの情報提供により、相談者がイメージしていたよりも短期間で治療が終わる可能性があることがわかった。

治療期間のイメージがつき、気持ちが落ち着いたことによって、次の外来で、主治医からの病状や治療の説明が理解できるようになり、具体的な治療計画や回復の見通しについて質問することができた。

営業職で多忙であり、仕事を長期離脱することに不安を抱えていたが、主治医の説明を基に、具体的な治療内容や治療期間を会社の上司や同僚に伝えられたことで、職場の理解が得られた。

また、安心して療養する見通しが立ったことで早期復職への意欲も高まった。

CASE 2 「化学療法開始時」における仕事の検討
抗がん剤治療による仕事への影響が心配

【相談者の状況】
40歳代女性。外来通院中。診断名は子宮がん。
- 治療状況：相談の1カ月前に子宮全摘出術・付属器切除術を受けた。約1カ月間休職し、7月中旬から化学療法（TC療法21日毎6サイクル）が開始となる。
- 家族状況：会社員の夫と2人暮らし。
- 就労状況：結婚前から20年近く今の会社に勤め、楽しさとやりがいを感じながら仕事を続けてきた。

1．相談依頼と経緯

退院後初回の外来受診時に化学療法の説明を受けた。主治医へ仕事が続けられるかどうか心配していると相談したところ、がん相談支援センターで相談するよう勧められて来室した。

2．相談の内容

早期がんで手術を受けた。リンパ節転移はないが、標準治療として化学療法を勧められた。予定されている治療は、吐き気、手足のしびれ、脱毛などの副作用が出現する可能性が高いと説明があった。病変は完全切除でき、転移もないのに、副作用が強い化学療法をしなければならないのかと迷ったが、根治を目指す上で化学療法は必要という医師の強い勧めがあり受けることを決めた。

仕事は出版社の記者をしている。会社は治療しながら仕事をすることに

理解があり協力的だが、化学療法を受けながら仕事を続けていけるのかとても心配である。同じ治療を受けている人たちがどんなふうに乗り越えているのか知りたい。

- **就労に対する意欲**

　仕事は自分にとって生きがいのようなもの。他者に任せられない仕事があるので簡単に休めないし休みたくない。けれども、仕事に行って周囲に迷惑をかけるようでは困るので、体調管理をしっかりとして自分の責任を果たしたい。

3．対応

【対応者】がん相談支援センター相談員（看護師）

1）相談時の印象

　病状や治療に対する医師からの説明内容を冷静にスラスラと話され、根治を目指すには化学療法が必要であることや治療計画についてはよく理解されている様子だった。しかし、化学療法によってどのような症状や体調の変化が起こるのかについては漠然としかわかっておらず、仕事への影響をとても心配していた。

　また、これまでのように仕事ができなくなったら、築き上げてきた自身のキャリアやポジションを失うかもしれない、何とか仕事を続けたいという不安や焦りの気持ちが感じられた。

2）相談の方向性

①化学療法によって起こる体調変化を知り、仕事や休暇をどのように調整しながら続けていくかを考える。

②職場に、病状や治療の見通し、就業継続の希望、仕事や休暇の調整について、どのように伝え、交渉していくか、具体的に考え実行できることを目指す。

③仕事の継続の可能性を見いだし、キャリアやポジション喪失の不安を軽減する。

4. 援助のポイント

1）副作用症状と発言時期、治療スケジュールの確認

「がんの薬物療法を受けられる方へ（杏林大学医学部付属病院腫瘍内科古瀬ほか監修、2014）」のパンフレットを供覧しながら、副作用症状と発現時期を確認し、抗がん剤投与日以降、いつ頃どのような体調変化が起こり得るのかを確認した。また、体調変化によって、いつ頃どれくらい休む必要があるのか、仕事をセーブする必要があるのかなどを考えてもらった。仕事上重要なイベントと体調不良日が重ならないよう、主治医と治療スケジュールを相談することも提案した。

治療開始後は、点滴を受けた日から、いつ頃どのような変化があったのかを記録し、パターンを理解すること、その結果を次回の治療中の調整に活用するよう提案した。

2）職場への相談、交渉

職場への相談、交渉の際には、就業継続が可能であるという医師の判断、就業継続の希望、病状や治療計画（入院や通院治療の期間、治療の内容やスケジュール）、今後の体調変化の見通しと通院や仕事に影響を及ぼし得る症状や副作用を伝えること、また、休暇について、有給休暇の取得、病気休暇の取得がどれくらい可能か、勤務については、時差出勤、短縮勤務などの調整は可能かなどを相談するよう提案した。

3）がんサロンや患者会の情報提供

同じ治療を受けている人の体験を聞ける場として、院内のがんサロン、女性特有のがん患者の会について情報提供し、おしゃべり会などのイベントに参加するための方法を確認し伝えた。

5. 結果

化学療法の副作用と出現時期、副作用に対する対処方法について情報を得ることにより、自分自身でもコントロールできることを知った。また、仕事や休暇の調整の見通しを立てながら、これなら仕事を続けられそうだと感じ、キャリアやポジション喪失に対する不安はいくらか軽減した。

治療を受けながら仕事を続けることに対して会社側も理解し協力的だっ

たこともあり、病状や治療計画、今後の見通しをすべて話した。そうすることによって、体調不良時の休養や仕事の調整について率直に相談や話し合いができた。治療開始前に、いつ頃どのような体調変化が起こり得るのか、いつ頃休暇が必要になるのか等の見通しを職場に伝え、パターンがわかるまでは休暇の申請にある程度柔軟に対応してもらえるよう交渉することができた。

　治療開始後は、事前にパンフレットで確認した内容と化学療法室で薬剤師から受けた説明を振り返りながら、いつ頃どのような変化があったのかを記録し、パターンを理解した。幸い吐き気止めがよく効いて、食欲不振は軽度あったが強い嘔気はなかった。毎月水曜日に点滴を受けると、3日後に、起き上がるのもつらいほどの倦怠感が出るため翌週の月曜日は休暇を申請し取得することにした。

　患者会にはまだ参加していないが、同じ治療を受けている人たちがどうやって体調や気持ちをコントロールして日々乗り越えていっているのかを知りたいと思っており、治療の合間の体調がよいときに参加しようと考えている。

CASE 3

「化学療法」における仕事の検討

早まった退職判断を再検討して復職

【相談者の状況】
50歳代女性。外来通院中。診断名は乳がん、局所再発。
- 治療状況：化学療法開始前（初発は3年前。手術、放射線治療を施行）
- 家族状況：夫と2人暮らし。
- 就労状況：服飾販売員として勤続10数年。契約社員（1年ごとに更新。次回更新は1カ月後）。社会保険加入。

1. 相談依頼と経緯

主治医より、再発後化学療法の開始前に、経済面での支援依頼あり。

2. 相談の内容

本人が夫と共に来談。主訴は「仕事をやめるにあたり保険証をどうしたらよいか」。もともと体力的に仕事がきつくなってきていたため、抗がん剤治療を始めたら仕事はできなくなると想像している。抗がん剤による外見変化にも不安を抱いている。

・就労に対する意欲

仕事は好きだが、今後は働けるはずがないと考えている。抗がん剤の副作用による外見の変化があっては販売員としてふさしくないと考えることが、その判断の理由の1つ。

3. 対応

【対応者】がん相談支援センター相談員（MSW）

1）相談時の印象
　退職の意思が固まっているようだが、思い込みで判断してしまっている可能性あり。実際に働くことについて、どのように考えているかをうかがってみないとわからない。同伴の夫は、あまり自分の考えを話すことはないが、本人の意思を尊重している様子はうかがえた。

2）相談の方向性
①仕事に対する思いや状況を丁寧に聴き、正しい知識を提供し、治療スケジュールとの兼ね合いを検討することで、誤解や思い込みによる離職を防ぐ。
②化学療法など、治療前に副作用症状が見通せない場合は、まず数回投与してから判断することも提案する。
③本人が職場とうまく相談できるための情報提供を行うなど、側面的支援の視点を持つ。
④院内他職種との連携も必要（今回は主治医、がん化学療法看護認定看護師）。
⑤依頼内容や主訴が経済面や社会保障制度の活用であったとしても、その背景には就労のニーズが含まれている場合があることを常に意識する。

4．援助のポイント
1）主訴に合わせた対応および活用可能と考えられる社会保障制度の情報提供
　主訴に合わせ、退職を前提に考えた場合の健康保険加入について情報を提供。加入する健康保険の選択は、ご本人と夫、それぞれが加入する健康保険の付加給付を比較するなど確認すべきポイントを説明した。
　また、傷病手当金の仕組みについても説明した。

2）「働くこと」に対する価値観や現実的な課題を理解
　仕事に対する思いと懸念を、語りを通してともに整理検討した。職場へいつどのように話を進めるかについて、冊子『がんと仕事のQ&A　第2版』（国立がん研究センターがん対策情報センター編集・発行、2014）を供覧しながら検討した。

3）自己イメージの回復に向けての支援と治療に対する正しい理解への支援

ボディイメージの変化に対して、ウィッグ等の情報提供を行った。

また、副作用への不安や誤解・思い込みについて、がん化学療法看護認定看護師との相談を院内調整した。

4）ソーシャルサポートの補完とリソースの活用

その存在を知れば活用を希望する事例は少なくないため、院内患者会やサポートグループ、エクササイズ（ヨガ）、ミニレクチャーなどを行っていることを紹介。しかし当面のニーズはなかった。

5．結果

相談を経て、まずは傷病手当金を受給して仕事を休みながら様子を見ることを選択された。ウィッグもご本人が気に入るものが見つかって外見に自信がつき、仕事への影響という懸念を払拭することができた。化学療法開始後、治療と生活に慣れてきたこともあり、復職を決定。会社と相談し、短い時間での就労形態をとりながら復職した。ご本人は「早まってやめずに、この形になって一番よかった」と語った。

CASE 4 「手術（人工肛門造設）」と仕事
家業は続けられるでしょうか？

> 【相談者の状況】
> 60歳代男性。診断名は直腸がん。
> - 治療状況：ひどい便秘で近医受診後外科へ紹介された。緊急入院後ストーマ造設が予定されている。
> - 家族状況：妻と2人暮らし、息子さん2人は独立している。
> - 就労状況：自営業で大工をしている。国民健康保険。妻は無職で本人の就労収入のみに頼っている状況。

1. 相談依頼と経緯
妻が、院内掲示のポスターを見て、直接がん相談支援センターに来室。

2. 相談内容
「夫が緊急入院になって……。手術をして人工肛門になると言われたんです。がんみたいで……。これまで自分の腕一本で仕事をしてきたんです。年末まで仕事が入ってるのにどうしたら……。1人親方だから休職しても何の保証もないし、仕事のことはお父さんしかわからないから頼める人もいないし。お父さんが働けないと食べていけないんです。死んじゃうのかしら。本人にこんなこと聞けなくてここへ来たんです」。

- 就労に対する意欲

本人は、がんかもしれないとだけ聞いている状況。それでも仕事ができなくなったらどうしようという不安はある様子で、早く現場に戻りたいと

言っている。

3. 対応
【対応者】がん相談支援センター相談員（MSW）

1）相談時の印象
　緊急入院ということもあり妻はパニック状態で、経済面・仕事を休むこと・がん告知・予後に対する不安が混在している。特に「がん＝働けない」との先入観が強く、医師からの説明を正しく理解できていない印象だった。また、患者本人へ詳しい説明が行われておらず、具体的な今後の展望を持てずに、不安ばかりが先行している。紹介元から当院に来て、初めての受診でがんの可能性があることを知らされたという状況で、まずは家族の混乱を収める必要性を感じた。

2）相談の方向性
①現状を正しく把握し整理する
　「今日の時点でわかっていることは何か」「本人・家族が理解しておくべき治療計画は何か」「関係者で情報を正しく共有するために何をすればよいか」を整理する。

②仕事の特性に合わせたストーマの位置決めへの配慮
　「人工肛門になったら作業ベルトが装着できないのではないか」との不安が聞かれたため、早期から専門のスタッフと相談できることを知らせて、安心と復職への希望が見いだせるようにする。

③経済面の不安を軽減するため情報を提供
　収入と支出を具体的に洗い出し、生命保険の特約の確認やストーマパウチの公的助成制度について説明する。医療費については、長期的な概算も知りたい様子だった。

④術後の治療計画に対する不安を解消する
　がん告知＝死という漠然とした不安が妻にあったので、早急に手術の目的や治療の方向性、予後に対する正しい医師の見解を伝える。

4. 援助のポイント

1）受け持ち看護師が同席し、再度のインフォームドコンセント

　主治医へ電話で確認すると、術後抗がん剤は必要であるが体調に合わせて就労は可能であるとのこと。本人と妻に手術、人工肛門、退院時期、ポート作成術、外来抗がん剤導入などについて、再度説明（インフォームドコンセント：IC）を行った。またその際に、病棟看護師が同席できるように設定。病棟の受け持ち看護師が同席し、パンフレットを用いて不安の軽減と正しい理解に努めた。

2）ストーマの位置決め

　妻に、皮膚・排泄ケア認定看護師が相談に乗れることを紹介し、病棟看護師と連携して位置決めにも同席してもらった。作業ベルトを持参され、位置決めに配慮した。専門スタッフが対応することでさらに話しやすい環境ができ、その後の外来でのケアにもつながった。

3）傷病手当金等に代わる休業補償の情報提供

　傷病手当金等の休業補償がないため、限度額認定証や身体障害者手帳の申請・人工肛門の造設証明書を早めにもらえるよう情報提供した。

4）就労に配慮した継続治療

　術後退院した後、再入院してCVポートを挿入し、初回抗がん剤を投与。その後、外来で抗がん剤投与を継続する予定となっていた。そのため、化学療法室では曜日や時間など、なるべく仕事に差し支えないよう配慮できることを説明した。

5. 結果

　経済面については、復職の可能性があることで安心された。また、ストーマパウチの公的助成があることを知って不安が軽減できた。ストーマの位置決めに、専門スタッフがかかわることでより就労を意識した関与ができ、術後のセルフケアにも引き続き積極的に関与できた。

　就労不安については、ICに認定看護師や病棟の受け持ち看護師が同席し、疑問や不安を表出しやすい環境を整備して信頼関係を構築し、医師と連携して治療プランを共有した。その結果、復職への自信につながり外来

治療へ移行できた。
　手術後 1 カ月ほどで、事務的な業務から始めて徐々に作業量を増やしていった。FOLFOX〜FOLFOX・ベバシズマブを外来で継続投与しながら、体調に合わせて仕事を継続している。化学療法室では抜針を夕方に行ったり、随時副作用対策を行うなど両立のサポートを行っている。

CASE 5 「化学療法の副作用（脱毛）」と仕事
接客が心配です

> 【相談者の状況】
> 50歳代女性。外来通院中。診断名は乳がん。
> - 治療状況：術前抗がん剤前
> - 家族状況：離婚後独居　子どもとは別世帯
> - 就労状況：ブティック店員。非正規雇用だが7年勤務。社会保険加入。

1. 相談依頼と経緯

本人が外来にあるパンフレットを見て、がん相談支援センターに来室。

2. 相談内容

乳がんの診断を受け、外来で術前の抗がん剤の説明を受けてきた。薬剤師から、今回使用する薬剤の影響で必ず脱毛すると説明を受ける。販売の仕事は、常にお客様と対面で話をし、お勧めのコーディネートを提案したりするため、仕事を続けられるかどうか不安になった。

「治療で髪が抜けることより、仕事を失うことのほうがずっと怖いんです。容姿のせいで、お客様の前に出られなくなりますよね。国保になったら保険料も倍額払わなければならないし、何とか社会保険をつないで傷病手当金をもらえるようにしたい」と話された。

• 就労に対する意欲

非正規だが社会保険に加入しており、これからの治療のためにも退職は避けたい。経済的に自立しなくてはならず、今の仕事にもやりがいを感じているので、ぜひ続けたい。

3. 対応
【対応者】がん相談支援センター相談員（MSW）
1）相談時の印象
　お洒落で颯爽としており、自立した女性との印象が強い。容姿が徐々に変わっていくこと、お客様の前に立つ不安を切々と話す。髪だけでなく、ほかにどんな副作用（≒劣化）があるのか、それに対してどんな工夫ができるのか、何をあきらめなければいけないのかなど。アピアランス（外見の変化に伴う悩み）へのアプローチが就労への自信につながると感じた。
2）相談の方向性
①就労を継続できる環境を確認する
　休暇制度、傷病手当金、勤務時間やシフトへの配慮。
②就労意欲のサポートをする
　治療との両立事例を伝えたり、外来受診は応相談で、できるだけの配慮はなされていることを知らせる必要がある。
③アピアランスへのアプローチを行う
　専門看護師やがん化学療法看護認定看護師へつなぎ、ウィッグやメイク・爪などに関する情報提供や相談が必要。同病の事例や治療のサポート役として看護の窓口が必要である。

4. 援助のポイント
1）会社との関係性（有休消化や傷病手当金の申請に協力的か）
　「がんであること」をカミングアウトすることで、不利益が生じるかどうか、勤務時間やシフト変更などに応じてもらえるかどうか、脱毛時に帽子やメイク、ネイル等でカバーすれば接客が可能な環境かどうかについて、一緒に考える必要がある。
2）両立のイメージづけ
　同じように若年で乳がん治療している他の患者の事例を共有することで、両立のイメージをつける。月1回行っている患者サロンへの参加を呼びかけ、ピアサポートを勧めてみる。化学療法室や放射線科、外来各担当部署で受診時間の配慮ができることを伝える。

3) アピアランスへのアプローチ

　専門看護師やがん化学療法看護認定看護師と連携し、早期にメイクやネイル・ウィッグでのカバーについての情報提供を行い、副作用対策や困ったときの相談窓口を知らせる必要がある。もともとおしゃれで自身で工夫ができるため、低コストでストレスの少ない方法を、治療の経過に即して検討する必要がある。

5. 結果

　診断時の不安は軽減し、就労を継続する意志を強く固め、自身で会社と交渉することができた。勤務態度が良好で上司からの信頼も厚く、がんであることを伝えても退職勧告とはならなかった。むしろ応援してもらい、シフト調整で外来抗がん剤治療を行い、入院期間は有休消化で対応し、療養期間は傷病手当金を受給できた。

　早期から積極的に容姿へのケア方法の情報収集をした結果、ウィッグへの抵抗感が減りスムーズに導入できた。また職業柄、帽子を被って勤務できる環境だったため、自身なりに工夫したメイクでカバーしながら治療期を乗り越えられた。外来化学療法の現場に、サポーターである看護師が常に寄り添うことで得られた安心感が、就労の継続も支援した形となった。

　仕事を続けたい、お客様の前に早く戻りたい、もっとおしゃれをしたいという気持ちが、治療にも、その後の生活にも活力をもたらし、病気の受け容れや治療の継続がスムーズにいくことにつながった。

CASE 6

「術後の後遺症(頻回な排便)」と仕事

ハローワーク(就職支援ナビゲーター)を活用して復職を目指す

【相談者の状況】
50歳代男性。外来通院中。診断名は直腸がん。
- 治療状況:低位前方切除術後、半年に一度の経過観察。
- 家族状況:独身、母と2人暮らし。
- 就労状況:現在無職。

1. 相談依頼と経緯

　仕事の相談ができる場所がないか、インターネットで探していたところ、がん相談支援センターの存在を知り、直接来室。

2. 相談の内容

　1年前に直腸切除。現在は経過観察中。母と2人暮らし。会社員をしていたが、病気をきっかけに退職。預貯金と傷病手当金で生活しているが、体調が安定しているため再就職を考えている。もともとはデスクワークが中心の仕事に就いていた。

　手術後、経過は良好だが、腸が短くなったせいで便意が頻繁になった。排便は1回量が少なく、1日に3〜4回ある。何の前触れもなく突然便意をもよおすことがあり、そのときには長時間我慢ができない。頻繁にトイレに立つとサボっていると思われてしまうのではないか不安がある。

　今のままでは周りの目が気になって席を立つこともできないため、何か対応策がないか相談したい。また、同じような悩みを抱えている人はどのように回避しているのか教えてほしい。

今の段階では、環境が整っている職場（トイレが近くにある）でなければ精神的に不安になってしまう。とはいえ、術後1年以上が経過しており、傷病手当金も切れるため、排便のタイミングをうまく調節しながら、そろそろ仕事をしたいと考えている。具体的に就職先を探していく場合、一般の求人情報では探しきれないと思っている。うまく探せる方法があればアドバイスしてほしい。

3．対応
【対応者】がん相談支援センター相談員（MSW）
1）相談時の印象
　デリケートな相談内容のため、恥じらいがあり、問題に焦点を当てるまで時間がかかった。これまでも排便のタイミングをコントロールするために自身で食事の工夫をしてきた経過があり、問題解決に向けて前向きな行動ができる。
　一方で、排便パターンの変化に対する対応策の限界も感じていた。
2）相談の方向性
①専門的なアドバイスが受けられるよう適切な部門へのアクセス方法の具体的提示や連携を行う。
②同じ境遇の体験者の情報が得られる手段を考える。
③相談者の意欲や強みを引き出し、再就職に向けた適切なリソースを紹介する。

4．援助のポイント
1）生活上の具体的な困りごとに対しての提案
　排便パターンの変化に対して、排便機能の回復、調整、運動、食生活などについて相談員から助言した。さらに専門的な相談を希望されたため、消化器外来の看護師や管理栄養士と連携し、肛門括約筋のリハビリテーション、整腸剤や下剤による排便コントロール、食事の工夫について詳しく情報提供した。

2）患者会等についての情報提供

　患者会の情報を集めたが、相談者が抱えている排便の悩みについて情報交換ができる有力情報は見つからなかった。大腸がん体験者の治療や療養体験を紹介する WEB ページについて情報提供した。

3）就職活動に対する意欲の確認と提案

　相談者は面談開始の時点では、就職活動の条件として排便コントロールの解決を考えていた。そのため、相談員から、同じ悩みを抱えている人が少なくないことや、合併症と共存しながら仕事をしている人がいること、障害に対して自分なりの対応策を伝えることで、面接試験がうまくいった実例があることを伝えたところ、面接後半では、合併症と上手に付き合いながら就職活動をしていく意欲が出た。

　そこで、より具体的に就職活動が進められるよう、ハローワークの就職支援ナビゲーターについて情報提供した。

5．結果

　合併症の解消はできなくとも共存していくことで就職が可能になることが理解できた。また、看護師や管理栄養士へ相談することで、実践的な情報が得られた。

　就職支援ナビゲーターに相談予約が取れたため、近日、相談に行く予定である。

CASE 7 「不当な退職勧告」への支援
治療を頑張ってきたのに無理ではないかと言われて

【相談者の状況】
30歳代男性。外来通院中。診断名は血液がん。
- 治療状況：外来化学療法中
- 家族状況：独身。両親と3人暮らし。
- 就労状況：1年前に現在の会社に転職した。

1．相談依頼と経緯
本人自らがん相談支援センターに来室。

2．相談の内容
　がんの診断を受け、2カ月前から外来化学療法を開始、残り2クールのところまで来ている。化学療法の副作用はあるが、2日間出勤して1日休むというペースで仕事と治療を両立させていた。職場には病気のことは話していたが、半月前に上司から休職を勧められるようになった。ボーナスが出るまで頑張ろうと自身で目標設定をして仕事を続けてきていたが、副作用もあるため化学療法終了まで休んだほうがよいのかもしれないと考え始めていたところ、ある日、総務担当者が突然来て、欠勤が多すぎるため10日前に遡った日付で退職届を提出して自主退職するように言われたとのことで相談に訪れた。主治医からは以前より、仕事はやめずに続けていたほうがよいとアドバイスを受けていた。

- 就労に対する意欲

　1年前に再就職したばかりであり、仕事は続けたいと思っている。しか

し、化学療法の副作用が少しずつ変化していることもあり、休職したほうがよいのではないかと考え始めていた。ただ、休職では人員の補充がないため同僚に迷惑をかけることを申し訳なく思っている。会社の対応に対する不信感は強く、納得できない気持ちはあるが、傷病手当金が確保できるのであれば休職ではなく退職も考えている。今回のことがあって職場にいづらいとの気持ちもある。

3．対応
【対応者】がん相談支援センター相談員（看護師）
1）相談時の印象
　突然の退職勧告に対する動揺、戸惑い、怒り、悲しみが入り混じった様子で、冷静に考え判断するということが難しい状況であった。また、化学療法後の副作用による身体症状もあり、労働者としての権利を主張するという強い意志を持てずエネルギーが枯渇しているという印象を受けた。本人としては納得できないが勧告を受け入れるしかないという半ばあきらめの感情を抱いていた。

　本人は、以前よりがん相談支援センターやピアサポートでの相談、院外の患者会への参加などをしており、困ったことや相談したいことに関しては自ら行動し、発信する力はあると思われた。

2）相談の方向性
①不当な退職勧告に動揺する気持ちや怒りを受け止める。
②現時点の感情で今後のことを考えるのではなく、「これから生きていく」という視点に立ったときにどうすることが一番良いのかを自分自身で考えられるようにする。
③冷静ではない状態で結論を出すことは避け、専門的知識を持つ第三者に相談できるようにする。

4．援助のポイント
1）今後の治療の見通しと、治療の副作用を確認し、仕事が継続可能か判断
　化学療法は4クール終了しており、残り2クール（1カ月半）ですべて

終了する予定である。化学療法の副作用は回数を重ねるごとに強くなってはいるが、業務内容は、化学療法が開始された時点で肉体労働からデスクワークに変更されており、続けられないほどの負担にはなっていないと考えられた。ただ、化学療法の度に仕事を休むことで職場への申し訳なさがあり、休みを言い出しにくいという精神的な負担感が増し、休職を考え始めたきっかけになっていた。

2）退職勧告を受けたことに対する精神的苦痛への支援

突然の退職勧告に対して動揺する気持ちを受け止め、表出できるように促した。その上で、本人にとって仕事をすることがどのような意味を持っているのかを自分自身で考え、結論を急がずにこれからの生活を踏まえた意思決定ができるように支援した。

3）会社からの勧告に対する専門家への相談の調整

会社からの勧告が不当なものであり、受け入れる必要はないこと、そして今後どのように会社と交渉するかについて、MSWにも介入してもらうことを提案し、MSWを交えて話し合いを行った。

MSWは、本事例が不当解雇に当たると判断し、本人に説明を行った。また、傷病手当金の給付について保険者に問い合わせ、退職をしても適用されることを確認し、本人に伝えた。

5. 結果

会社との話し合いの結果、担当者からは退職勧告撤回の申し出があり、継続雇用を提示された。しかし、最終的に本人は傷病手当金の適用となることを確認した上で退職することを選択し、傷病手当金の給付を受けながら化学療法を完遂した。

治療による副作用をセルフマネジメントしながら、就業に関する重要な決定をすることは、患者本人にとっては身体的・心理的負担が大きい。今回のように職場の支援体制が整っていない場合には、たとえ制度上は退職勧告が撤回されても、本人の職場へのコミットメントが低下し、仕事を継続していくことが困難となった。

本事例を通じて、本人が治療による有害事象と折り合いをつけながら働

き続けられるように生活の工夫の仕方を共に考えること、これから生きていくために仕事がどのような意味を持っているのかを自分自身で考えられるように俯瞰的な視点を投げかけること、結論を急がずに専門家の協力を得ながら対策についてよく検討すること、企業の理解を促すために治療の見通しについての情報提供や業務内容の提案等を行うことが重要であると考えられた。

CASE 8　エンド・オブ・ライフにおける仕事
最期まで仕事を続け、生きがいとやりがいを持ち続ける

【相談者の状況】
40歳代女性。入院中。診断名は肺がん。
- 治療状況：多発リンパ節転移、多発骨転移、胸椎転移により、下肢麻痺、膀胱直腸障害が出現し、緊急入院。放射線治療、ステロイドパルス治療などを行うが、麻痺の改善は見込めない状況。
- 家族状況：独身、1人暮らしであったが、本人の希望に合わせ母親が同居。
- 就労状況：今回の緊急入院までは、外来化学療法を継続しながら、就労を継続。海外出張なども行っていた。

1. 相談依頼と経緯

入院直後より就労継続の希望が本人より聞かれる。担当医からがん相談支援センターに、現在の身体状況で自宅でのデスクワークなどの仕事が行えるよう在宅調整してほしいと、介入依頼が寄せられた。

2. 相談の内容

仕事のために転居、それに伴い転医し、県外の病院で化学療法、放射線治療を受けていた。しかし、転移により下肢の麻痺、さらに膀胱直腸障害が出現。放射線治療、ステロイドパルス治療などを行うが、麻痺の改善は見込めず、常時の医療介入が必須となる。それでも、就労が継続できるような在宅療養の調整を行ってほしいとの相談であった。

- **就労に対する意欲**

　緊急入院後、病室（個室）に病棟看護師が訪れると、会社に仕事の電話をかけていた。その表情は生き生きとしており、本人から「仕事はどこでもできるので続けていきたい」との言葉が聞かれた。

3．対応

【対応者】がん相談支援センター相談員（看護師）
【援助者】各部門の看護職
　（院内）受け持ち看護師、病棟看護師
　（院外）訪問看護師、訪問診療クリニックの看護師、ケアマネジャー

1）相談時の印象

　病室にうかがうとベッド上におり、がん相談員の名刺を差し出すと所属や肩書などを確認の上で、自らも名刺を差し出し「入院中にも配慮いただき、とてもうれしい。会社は、"出勤できるようになったら出勤してくれればよい。それまではメールと電話で仕事をしてくれればよい"と言われています」と話し、その表情は、しっかりと前を向き言葉に力強さも感じられた。

2）相談の方向性

①入院中から就労継続が行えるように、病室（個室）でのインターネット接続環境等を受け持ち看護師が本人とも確認。仕事の電話などの際には可能な限り、処置の時間を考慮し、看護師は席を外すなど、病棟看護師間での対応を統一していく。チーム内での情報共有をはかる。

②下肢麻痺、膀胱直腸障害に対する本人の理解、受容に関しては経過を見ながら医師、リハビリテーション科のスタッフともカンファレンスなどを行い対応を検討していく。

③入院前と異なる身体状況、自己イメージの変容がある中で、本人の精神面にも配慮しつつ、在宅での就労継続を行いながらの療養を目指す。

4．援助のポイント

1）就労に対しての意思確認、入院中からの就労継続の説明
　入院直後から、本人に就労についての希望、どのような体制で復職を考えているか、入院時にも就労を継続していくことが可能か確認した。医師、病棟看護師、がん相談員、メディカルスタッフ、それぞれの役割を伝え、皆で支援していくことを説明、確認した。

2）在宅療養の体制の構築
　年齢から介護保険の申請が"がん末期"として可能になるか否か、医師に相談。この点については本人に制度の意味、病状判断などを説明の上で申請を行った。
　地域連携を退院前から細やかに行うために、訪問診療、訪問看護の選定について検討。ケアマネジャーについても、本人の思いを支え医療的判断が行えるよう、職種は看護師を選んだ。

3）ボディイメージの変容の中で、就労継続が行えるような援助
　リハビリ科の作業療法士、理学療法士の協力を得て、下肢の麻痺があり、上肢の疼痛が見られる中での移動動作の工夫、福祉用具の選定および活用など、具体的な援助方法について細やかに連携をはかった。
　退院前に家屋訪問を行い、実際の自宅での移動動作に適した福祉用具の選定などを行った。

4）家族介護者へのかかわり
　就労支援に対して、本人らしく入院中も仕事を続けられるような環境を整え、在宅療養においてもそれを支えることができるような体制を調整すると、支援の目的なども含めて母親に説明する。

5．結果

　退院前に、本人、家族、院外より訪問診療、訪問看護、ケアマネジャー、訪問介護スタッフ、院内から主治医、担当医、受け持ち看護師、作業療法士、がん相談員の計20人が参加して退院前カンファレンスを開催した。本人が入院中、在宅療養後の就労継続も含めて希望を言葉にし、自宅での就労継続が行えるように医療、看護、介護の連携について話し合った。

患者は、同居の母親から支援を受けながら、自宅でパソコンと電話を使い仕事を継続した。

　1カ月後に呼吸困難感が強くなり再び緊急入院。翌日にこれまでの自宅での就労について確認すると「基本はパソコンとメールがあれば仕事はできるので、家で仕事を続けられました！」との言葉が聞かれ、笑顔も見られた。

　緊急入院からさらに1カ月が過ぎた頃から意識の低下がみられる。それでも母親によると、「意識が朦朧としていても会社の方が面会に来てくださると、嘘のようにハッキリとした口調で"よくなったら会社に行きますのでお願いします"と言って」とのこと。そのエピソードがあった翌日に、母親が見守る中、永眠された。

　受け持ち看護師は、「この患者にとって仕事に復帰するということは、最期まで自分らしく生活する上でとても大きなものであった。患者の状況から、自宅での仕事復帰はかなり難しいケースと思われたが、本人の希望に添い短い期間でも自宅で仕事をすることが実現できた。このことは、患者の"自分らしく"に近づくことができただけでなく、残された家族の"（彼女の）最後の日々に対する後悔"を減らすことができたという意味でも重要なことであったと思う」と話していた。

　このケースは、担当医からがん相談支援センターへの紹介により相談介入を行った。院内外の多くの職種が本人の「仕事を続けたい」という思いを受け止め、細やかな連携をはかり、がんのどのような病期にあってもさまざまな形での就労支援ができることを教えてくれ、最期まで仕事を続け、本人の望むことが実現できた。

CASE 9 「病状の進行」と仕事

就労継続のために
社会保険労務士相談を活用

【相談者の状況】
50歳代女性。外来通院中。診断名は乳がん、がん性リンパ管症。
- 治療状況：抗がん剤治療を行っている。
- 家族状況：独身、1人暮らし。本人が生計を立てる必要がある。
- 就労状況：デスクワーク中心の事務職としてフルタイム勤務。

1．相談依頼と経緯

本人が院内の就労支援に関するリーフレットを見た上で、就労継続に関する相談希望を外来看護師へ伝えた。その後、外来看護師より相談支援センターへ介入依頼があり、同日、本人が来室され、面接を行った。

2．相談の内容

病状の進行により息切れが激しくなり、在宅酸素導入の方向となった。デスクワーク中心の事務職だが、通勤は片道1時間以上かかり、残業を含めた長時間労働も体力的に厳しくなってきたことから、働き方に関する相談が主な内容であった。

3．対応

【対応者】がん相談支援センター相談員（MSW）

1）相談時の印象

本人は過去から現在の生活歴や、未来の希望等について時系列に整理し

ながら、落ち着いて自身の状況等について語っていた。主治医からは、「残念ながら今後病気自体がよくなることは難しい」と説明を受けており、治療方針に関しては内容を理解した上で選択し、説明内容に関しては受容している。

仕事は生きがいの1つであると感じており、進行期においても長年勤めている会社を退職することは避けたいと考えている。同時に、仕事と治療を両立させたいという目標を表出されており、前向きな姿勢を感じた。

また、以前に同じ病気で休職をした同僚が、上司から病気に対しての理解が得られず、つらい思いをしているのを見てきたことから、職場へ相談する前に準備・情報収集を希望していた。

高齢の両親や独立している兄弟がおり、自身の持家やペットのこと、財産の管理などについて話される場面もあり、残される家族への負担を軽減することに関しても考えている。

主なニーズである就労継続に関しては、労務上の的確な知識・情報が必要となるため、社会保険労務士との相談を提案し、後日実施することとなった。

2）相談の方向性
①就労継続を目標に支援を行う。
②社会保険労務士の出張相談を利用し、労務に関する情報を提供する。
③本人のニーズから就労スタイルを構築する。
④ニーズに合わせた社会資源の利用をサポートする。
⑤生活背景を考慮した援助計画を立てる。

4．援助のポイント
1）社会資源の利用を通しての就労形態の変化、就労継続の構築

社会保険労務士との相談では、本人が会社の就業規則を持参して面接を実施した。本人は現状のフルタイム勤務は体力的に厳しいと感じており、時短勤務への変更を検討していた。

就業規定では、被雇用者の状態により役員会で認められた場合、時短勤務や在宅ワークに関して取得可能なことがわかり、呼吸機能での身体障害

者手帳の取得による障害者雇用枠による就労（時短勤務）について提案した。本人が時短勤務での就労および身体障害者手帳申請の社会資源利用を希望したため、MSW が手帳に関する申請の支援を行った。

2）会社側の労務上の対応について

現職での仕事量は増えている状況のため、時短勤務への変更には業務量や役割の整理が必要であり、本人は会社側の対応を懸念していた。社会保険労務士より、「会社の安全配慮義務」について情報提供し、会社は従業員の心身の安全を守る義務があることから、病状進行による時短勤務に関して、業務調整についても義務であることを共有した。

3）切れ目のない社会保障制度活用についての準備

傷病手当金制度は以前に利用し、すでに受給が終了していたため、就労不可能になることも考慮し、障害年金申請について情報提供を行った。本人が生計を立てる必要があり、高齢の両親や他家族の負担減も考えていたため、就労継続できない場合は障害年金の申請準備を希望された。収入を途切れさせない点も重要なニーズであった。

5. 結果

本人の生きがいを守ること、生活費や長期的な医療費等を負担するための基盤を再構築するための支援となった。本人の語りの促進や、社会保険労務士の出張相談の実施、情報提供や実際の社会資源利用により、治療状況や病状などの客観的な現状と今後の希望を合わせて考え、課題に取り組む結果となった。

また、身体障害者手帳を取得し、会社側の決定により障害者枠での時短勤務が可能となったことで、本人の第一の希望である就労継続が可能となった。

CASE 10 「化学療法の副作用（手足症候群）」と仕事

強い副作用があるが、仕事を続けていきたい

【相談者の状況】
60歳代女性。外来通院中。診断名は肝細胞がん。
- 治療状況：手術困難にて化学療法治療中。
- 家族状況：夫が他界し1人暮らし。
- 就労状況：数十年前に夫婦で開業した生花店で、数名の従業員を雇用しながら、患者は主に接客・販売を担当。夫が他界した後、長男が店主を受け継ぐも、同様の役割を担っている。

1. 相談依頼と経緯

　主治医より、仕事がら化学療法の副作用が強く出現する可能性があるため、がん化学療法看護認定看護師に副作用対策指導の依頼あり。がん化学療法看護認定看護師は、手足症候群を中心に日常生活指導を実施。相談窓口としてがん相談支援センターを紹介した。

　2クール終了後、手足症候群の症状が出現。生花店での仕事と治療の継続が可能か、本人が相談のため来室。

2. 相談の内容

　がんと診断されたが、手術困難にて化学療法が開始となる。開始に先駆け服薬方法・副作用対策について、薬剤師・がん化学療法看護認定看護師から指導を受ける。足裏にタコがあり、化学療法開始前に皮膚科を受診し、皮膚保護対策について説明を受ける。

2クール終了後、足裏・手指の紅斑・痛み・亀裂等の症状が出現し、仕事が水仕事・立ち仕事が多く、つらい状況である。副作用が増強するようであれば、仕事を休む、またはやめなければならないのか、不安を感じている。

• **就労に対する意欲**

今までどおり自分の役割を続けたいが、これ以上副作用が出てきたら継続は難しい。しかし、夫が残してくれた生花店を長男と一緒に守りたい。仕事はやめたくない。

3. 対応

【対応者】がん相談支援センター相談員（看護師）

1）相談時の印象

人なつっこい感じで、初対面の相手と打ち解けるのに時間がかからない。化学療法開始時の指導を受け、仕事中ゴム手袋をしているが、ラッピングをするときは感覚が鈍るので素手でやっていた。「お客さんのために、きれいにラッピングしたいけど、この指ではね……痛くて、痛くて」とつらそうである。

仕事が今までどおりにできないことへのいら立ちや、情けない思いを話す。化学療法継続に関しては、「1日でも長く仕事を続けていきたいから」と、治療の必要性の理解はしている。

生花店という厳しい仕事内容ではあるが、治療と仕事の両立を強く希望されている。

2）相談の方向性

①予定されている化学療法の完遂を目指す。
②手足症候群の副作用をCTCAE ver.4.0にてアセスメントし、主治医や皮膚科医師、専門看護師と連携する。
③仕事を継続できる環境の確認：人的サポート（代行者の有無）、業務時間、内容の調整の可否を確認する。
④メンタルサポート、アピアランスへのアプローチ：皮膚・排泄ケア認定看護師、専門看護師と連携し、皮膚や爪の保護対策や保湿の方法、保湿

剤の塗布方法、日常生活指導を行う。

4．援助のポイント
1）仕事上の具体的な困りごとに対しての支援とセルフケア指導
　手足症候群の状態が重症度（グレード）2であったため、主治医へ報告。皮膚科受診となり、保護剤の種類が変更となる。手足のケアの仕方については、皮膚・排泄ケア認定看護師から指導してもらい、仕事内容に沿った具体的対応策を患者と一緒に考える（保湿剤を塗布後に木綿の手袋→ゴム手袋をするなど）。爪症状の悪化が認められたため、爪の状態に応じたテーピングによる保護方法を皮膚・排泄ケア認定看護師から繰り返し指導を受け、自分でできるようになり、悪化を防ぐことができた。

2）仕事へのサポートの補完
　長男の嫁にサポートを依頼し、子どもが学校に行っている間サポートしてくれることになる（休憩時間の増加により、手足の休息・保護・保湿に費やす時間が増えた）。

3）メンタルサポート
　メンタルサポートの必要性は少なかったが、がん看護外来の相談窓口を紹介する。

5．結果
　重症度1程度の症状は持続していたが増悪はせず、仕事を継続しながら予定されていた化学療法を完遂できた。しかし、がんの進行に伴い、次の化学療法が開始されることになった。
　がん相談支援センターに来室し、「今度は、どんな副作用が出るのかな」「皆さんのおかげで仕事が続けられている。これからも、できる限り続けたい」と話された。

CASE 11 「小児がん治療後」と仕事
晩期合併症があっても働きたい

【相談者の状況】
20歳代女性。診断名は急性リンパ性白血病。治療後。
- 治療状況：幼少期に急性リンパ性白血病を発症、化学療法、頭蓋照射を受け、完解後外来フォローされていたが、高校卒業とともに、外来でのフォローは終了。それ以降、原疾患に関連して病院を受診したことはない。病名や治療を受けたことはなんとなく中学生くらいにはわかっていたが、その詳細について本人には、きちんと説明を受けた記憶がない。
- 家族状況：独身、両親、弟と同居。弟は大学4年生。
- 就労状況：短大卒業後、就職と退職を繰り返している。

1. 相談依頼と経緯

知人に紹介された小児がんに関する集いに参加したところ、晩期合併症という話を初めて聞く。自分にも起こっているのではないかと心配になり、どうしたらよいかと集いの世話人に尋ねたところ、受診していた病院に相談窓口があることを教えられ、小児がん相談支援室に相談に来られた。

2. 相談の内容

高校卒業後、短大に進学、その後、就職をしたが、事務の会計での間違いが多く、また職場の人間関係の問題などもあり退職。その後も就職を探すが、「やる気がない」など周囲に誤解されることもあり長続きしない。
社会人になり、疲れやすいと思うことはあったが、倦怠感には慣れてい

たこともあり、あまり気にしてはいなかった。

しかし、集いに参加して、自分で感じている物事の忘れっぽさや倦怠感などの症状が晩期合併症と関係があるとの話を聞き、自分もそうなのか気になっている。もし晩期合併症であったら、また、そうであっても就職はできるのかという相談。

・就労に対する意欲

これまでの経験もあるので、就職してもうまくいくのか、という不安はあるが、来年は弟も社会人になるし、同年代の友達はみな就職をしている。家族からもいろいろ言われるので、1人暮らしも含めて自立できるように早く就職もしたい気持ちがある。

3. 対応

【対応者】小児がん相談員（看護師）
【協働者】
　院内：小児がん相談員（社会福祉士）、医師
　院外：他施設（リハビリテーション機能を持つ）の社会福祉士、臨床心理士

1）相談時の印象

短大卒業後の自分の体験や就職してからのこと、気になっていることなどを相談員に話す際に、事前にノートに書きとめたメモを見ながら話をされた。また、相談員が話しをしていることに対して、うなずきや質問などがなく、理解の程度がわかりにくい状況であった。念のため確認すると、「もう1回言ってもらえますか、書いておかないと、忘れてしまうので」とメモを取っていた。家族関係から、また年齢的にも、就職して自分で生活したいこと、幼いころの記憶はないが、自分が病気になったことで家族に迷惑をかけたからと話し、早く仕事を見つけて働きたいとの思いが強い印象であった。

2）相談の方向性

①自分が受けた治療やそれにより予測される晩期合併症などについて、医師からの説明の場を設け、現在起こっている記憶力や処理能力の低下な

どについて、晩期合併症との関連の有無について確認する。
② 治療により予測される晩期合併症が考えられた場合、就職に向けてどのようなことができるかについて、特に社会資源の情報について社会福祉士より情報提供を行い、希望に合わせて他施設への紹介や連携、調整を行う。なお、社会資源の紹介には、予測される晩期合併症（高次機能障害）に関連した職業訓練なども含める。

4. 援助のポイント

1）疾患・治療とその影響に関連した説明と、本人の気持ちへの寄り添い

疾患や治療について、またそれらに関連した晩期合併症について、医師より説明を受ける場を設けた。なお、説明方法については担当医師と調整を行い、本人の特徴に合わせて、事前に用紙に記載した文書を用いて行った。そこで、本人が気になっている記憶の難しさや処理能力がゆっくりであることなどは、治療の影響である可能性が説明された。これまで、仕事でうまくいかなかったことについてや、晩期合併症の情報がない中で、つらい体験や思いをしたことに共感し、これからできること、支援の計画を共有した。

2）社会福祉に関連したサービスについての情報提供と調整

気になっている症状が、治療による晩期合併症と関連があると予測されたことから、それに関連して活用できると予測される社会資源に関する情報提供や、今後できる支援体制について、社会福祉士より説明が行われた。高次機能障害の診断を受けるための他の成人施設の受診などを説明し、本人の希望を聞いた上で、他施設受診に至り、社会福祉士も含めての情報共有が行われた。

3）ピアサポーターについての情報提供

同年代の同じような経験を持つ仲間の集いがあること、参加することで、小児がん経験者の就職に関する悩みや対象方法など、そこで共有できると考えられる事柄などについて情報提供を行った。

5. 結果

　自分の受けた治療の記憶はほとんどなかったが、本人が感じている記憶の難しさや処理能力により困難と思っていたことが、これまでは自分の性格なのかと悩んでいたが、晩期合併症である可能性がわかり、すっきりした気持ちになったと語られた。高次機能障害について自分でも情報を集め、障害者手帳を得ることで就労に関しても障害者枠という選択肢が広がることを知り、就労について意欲的となっていた。また、そのように前向きに行動をしていることについて、家族も肯定的に見守ってくれていることがうれしいと話した。

　他施設への紹介後、心理検査も受け高次機能障害による障害者手帳を申請できること、またリハビリ施設での職業訓練を受けられるようになったことから、就職に向けて意欲的に取り組んでいるとのことであった。

　相談員より紹介された、ピアサポートの集いに参加し、自分と同じような思いをしている人や、同様の状況でも就職ができた人と情報交換したことは相談相手としてとても頼りになることや、また新たな情報交換をすることができるよい機会となっているとのことであった。障害年金の取得の準備も整い、就労についても訓練所で相談しながら決まりそうだと報告を受けた。

巻末資料

①就労支援シート
就労支援（社会保険労務士・ハローワークの出張相談）を希望する相談者の面談結果を相談員が記載。相談員の手持ち資料。

②がん就労支援　情報収集シート
がん専門相談員が就労に関して、がん体験者より情報収集する際に使用。

③社会保険労務士相談希望票
出張相談につなぐ相談者が記載。社会保険労務士と情報共有。

④社会保険労務士出張相談連絡票
出張相談日前に出張相談の予約状況を連絡する際に使用。

⑤社会保険労務士出張相談記録シート
社会保険労務士が相談者との面談時に記載。

⑥厚生労働省「事業場における治療と職業生活の両立支援のためのガイドライン」（概要）
企業などが、がんなどの疾病を抱える人に対し、適切な就業上の措置や治療への配慮を行い、治療と仕事が両立できるようにすることを目的に、厚生労働省が2016年2月にまとめたもの。詳細は厚生労働省ホームページ[http://www.mhlw.go.jp/stf/houdou/0000113365.html]参照。

①就労支援シート

ハローワーク / 社会保険労務士

1枚目

開始　年　月　日（　）時間　　：　　～　　：		相談員名	
ID	氏名	S/H　年　月　日　才	
診断名	診療科	医師	
外来　・入院（　　病棟）	他院：病院名		
紹介経路（医師・看護師・その他の職員・本人・家族・その他）			
家族状況			
相談内容			

166　巻末資料

① 相談窓利用（紹介）経緯
　□ がんセンター　□ 他病院　□ チラシ　□ 新聞　□ HP
　□ ハローワーク　□ その他（　　　　　　　　）
② 窓口利用開始時の就職希望の時期
　□ 早期の就職希望　□ その他　　②③はハローワーク対象者
③ 窓口利用者の就職希望の形態
　□ 常勤　□ パート・アルバイト　□ その他（　　　　　　　　）
④ 出張相談に移行した状況
　□ 移行した　□ 移行しなかった　　理由

病状経過
⑤ 現在の通院状況
　□ 入院治療中：　入院期間（　　年　　月　　日〜）
　　　　　　　　　退院見込（　　年　　月　　日予定)
　　　　　　　　　不明
　　定期的な入院　　回／（　　）月　　週間　　回

　□ 外来通院中：　回／（　　）週　　回／（　　）月
　□ その他

⑥ 現在の治療状況
□ 手術（　　年　　月　　日　実施・予定　）
□ 化学療法（　　　　　　　　　　　　　　　　　　　　　　　　　）
□ 放射線療法（　　　　　　　　　　　　　　　　　　　　　　　）
□ ホルモン療法（　　　　　　　　　　　　　　　　　　　　　　）
□ 免疫療法（　　　　　　　　　　　　　　　　　　　　　　　　）
□ 緩和医療
□ その他

終了の状況

②がん就労支援　情報収集シート

病状・治療経過	治療方針	
	治療スケジュール	
	副作用	
	処置内容	
病気に対する気持ち	受け入れ	
	治療継続の迷い	
	ボディイメージ	
仕事の状況	業種	
	仕事の内容	
	就労形態	
	雇用期間	
	役職・立場	
経済	医療費	
	休業補償	
	その他、障害年金、生命保険	
仕事への思い	就労意欲	
	生きがい	
	スキルアップの途絶	
	就労継続の迷い	
	就職活動	
職場との交渉	会社へどう伝えるか	
	治療との両立	
	通院頻度	

③社会保険労務士相談希望票

★社会保険労務士相談を希望される方はご記入下さい。　　平成　　年　　月　　日

[氏名]　　　　　　　　　　　　　　　　　　　　　　生年月日　　年　　月　　日

★あてはまる項目すべてにチェックをしてください。
　（差し支えない範囲でかまいません）
「治療の状況について教えてください」
　☐ 現在、治療継続中。（通院頻度　　　　　　　　）　例：月1回程度
　☐ 経過観察中。　　　（通院頻度　　　　　　　　）　例：半年1回程度
　☐ その他
「どのようなことを相談したいか教えてください」
　☐ 仕事の継続について
　☐ 職場に病気・治療のことを伝えることについて
　☐ 休職中の経済的な保障制度について
　☐ 副作用があり、職場の部署異動を希望している。
　☐ その他（　　　　　　　　　　　　　　　　　　）
「社会保険労務士の就労支援を知ったきっかけについて教えてください」
　☐ 友人・知人・家族からの紹介　　☐ リーフレット
　☐ 病院からの紹介　　☐ 新聞・テレビ等の報道機関
　☐ その他（　　　　　　　　　　　　　　　　　　）
「現在の収入状況について教えてください」
　☐ 傷病手当金を受給している　　☐ 障害年金を受給している
　☐ 無給である　　☐ 有給である
　☐ その他（　　　　　　　　　　　　　　　　　　）
☆**現在の就労状況について教えてください。**
「雇用形態について教えてください」
　☐ 正規雇用　　☐ パート・アルバイト・非常勤等　　☐ 派遣　　☐ 内職業
　☐ 自営業　　☐ 無職　　☐ その他（　　　　　　　　　　　　）
「労働時間について教えてください」
　始業時刻（　時　　分）　終業時刻（　時　　分）　休憩時間（　　）分
　☐ フレックスタイム制　　☐ 変則勤務（1日　　　時間）
「休暇制度について教えてください」
●利用できる休暇制度は何がありますか。　●利用している場合休暇制度は何ですか。
　☐ 年次有給休暇　　　　　　　　　　　☐ 年次有給休暇（現在の残日数　　　日）
　☐ 療養・傷病休暇　　　　　　　　　　☐ 療養・傷病休暇（現在の残日数　　　日）
　☐ その他（　　　　　　　　　）　　　☐ その他（　　　　　　　　　　　　　）
　☐ 不明　　　　　　　　　　　　　　　☐ 不明

④社会保険労務士出張相談連絡票

予約日時	予約相談内容
予約相談日 　平成　　年　　月　　日	☐ 仕事の継続について
予約時間 　　時　　分～　　時　　分	☐ 職場に病気・治療を伝えることについて
	☐ 休職中の経済的な保障制度について
備考	☐ 副作用があり、職場の部署異動を希望している
	☐ その他
相談予約日の1週間前～前日までに担当社会保険労務士に送信をお願いします。	

⑤社会保険労務士出張相談記録シート

平成　　年　　月　　日

氏名　　　　　　　　　　　　　　　　　　　　　　　　　年　　月　　日生

⑥厚生労働省「事業場における治療と職業生活の両立支援のためのガイドライン」(概要)

本ガイドラインは、がん、脳卒中、心疾患、糖尿病、肝炎などの治療が必要な疾病を抱える労働者に対して、事業場において適切な就業上の措置や治療に対する配慮が行われるよう、事業場における取組をまとめたもの。

背景・現状

○ 治療技術の進歩等により、「不治の病」から「長く付き合う病気」に変化
　(例:がん5年相対生存率が向上　平成5~8年53.2% → 平成15~17年58.6%)
○ 仕事をしながら治療を続けることが可能な状況
　(例:仕事を持ちながら、がんで通院している者が多数　平成22年32.5万人)
○ 仕事上の理由で適切な治療を受けることができないケースがみられる
　(例:糖尿病患者の約8%が通院を中断、その理由は「仕事(学業)のため、忙しいから」が最多の24%)
　➡ **疾病にり患した労働者の治療と職業生活の両立が重要な課題**
○ 治療と職業生活の両立に悩む事業場が少なくない
　(例:従業員が私傷病になった際、企業が従業員の適正配置や雇用管理等に苦慮する事業所90%)
　➡ **事業場が参考にできるガイドラインの必要性**

治療と職業生活の両立支援を行うための環境整備

○ 労働者や管理職に対する研修等による意識啓発
○ 労働者が安心して相談・申出を行える相談窓口の明確化
○ 短時間の治療が定期的に繰り返される場合などに対応するため、時間単位の休暇制度、時差出勤制度などの検討・導入
○ 主治医に対して業務内容等を提供するための様式や、主治医から就業上の措置等に関する意見を求めるための様式の整備
○ 事業場ごとの衛生委員会等における調査審議

治療と職業生活の両立支援の進め方

① **労働者が事業者へ申出**
　・労働者から、主治医に対して、一定の書式を用いて自らの業務内容等を提供
　・それを参考に主治医が、一定の書式を用いて症状、就業の可否、時短等の望ましい就業上の措置、配慮事項を記載した書面を作成
　・労働者が、主治医に作成してもらった書面を、事業者に提出

② **事業者が産業医等の意見を聴取**
　・事業者は、労働者から提出された主治医からの情報を、産業医等に提供し、就業上の措置、治療に対する職場での配慮に関する意見を聴取

③ **事業者が就業上の措置等を決定・実施**
　・事業者は、主治医、産業医等の意見を勘案し、労働者の意見も聴取した上で、就業の可否、就業上の措置(作業の転換等)、治療に対する配慮(通院時間の確保等)の内容を決定・実施
　※その際には、上記の具体的な支援内容をまとめた「両立支援プラン」の作成が望ましい

がん体験者との対話から始まる就労支援
看護師とがん相談支援センターの事例から

2017年2月1日　第1版第1刷発行　　　　　　　　　　　＜検印省略＞

編　集	小迫冨美恵・清水奈緒美
協　力	神奈川県がん診療連携協議会相談支援部会　就労支援ワーキンググループ
発　行	株式会社 日本看護協会出版会

〒150-0001　東京都渋谷区神宮前5-8-2　日本看護協会ビル4階
〈注文・問合せ／書店窓口〉TEL / 0436-23-3271　FAX / 0436-23-3272
〈編集〉TEL / 03-5319-7171
http://www.jnapc.co.jp/

本文デザイン・編集協力	株式会社 自由工房
装　丁	齋藤久美子
表紙イラスト	しんやゆう子
印　刷	株式会社 教文堂

本書の一部または全部を許可なく複写・複製することは著作権・出版権の侵害になりますのでご注意ください。

©2017　Printed in Japan　　　　　　　　　　　　　　　　　ISBN 978-4-8180-2034-4